Sono dos Adolescentes

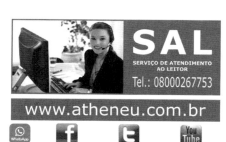
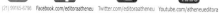

Sono dos Adolescentes

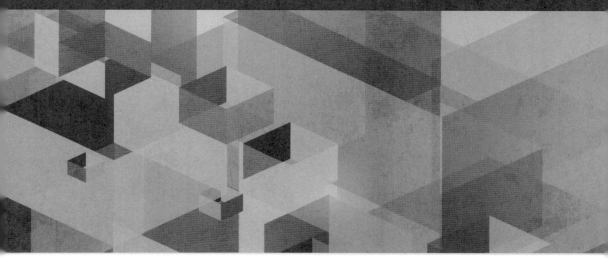

Maria Cecilia Lopes
Rosana Cardoso Alves
Magda Lahorgue Nunes

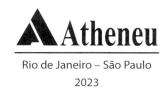

Rio de Janeiro – São Paulo
2023

EDITORA ATHENEU

São Paulo	—	*Rua Maria Paula, 123 - 18º andar*
		Tel.: (11) 2858-8750
		E-mail: atheneu@atheneu.com.br
Rio de Janeiro	—	*Rua Bambina, 74*
		Tel.: (21) 3094-1295
		E-mail: atheneu@atheneu.com.br

CAPA: Equipe Atheneu
PRODUÇÃO EDITORIAL: EBK Projetos Editoriais – Elke Braga Kropotoff

CIP-BRASIL. CATALOGAÇÃO NA PUBLICAÇÃO
SINDICATO NACIONAL DOS EDITORES DE LIVROS, RJ

L854s

Lopes, Maria Cecilia
Sono dos adolescentes / Maria Cecilia Lopes, Rosana Cardoso Alves, Magda Lahorgue Nunes. - 1. ed. - Rio de Janeiro : Atheneu, 2023.
: il. ; 24 cm.

Inclui bibliografia e índice
ISBN 978-65-5586-654-4

1. Adolescentes - Sono. 2. Distúrbios do sono em adolescentes. I. Alves, Rosana Cardoso. II. Nunes, Magda Lahorgue. III. Título.

23-81954

CDD: 618.928498
CDU: 616.8-009.836-053.6

Meri Gleice Rodrigues de Souza - Bibliotecária - CRB-7/6439

12/01/2023 16/01/2023

LOPES, MC; ALVES, RC; NUNES, ML
Sono dos Adolescentes

© Direitos reservados à EDITORA ATHENEU – Rio de Janeiro, São Paulo, 2023.

Os Editores

Maria Cecilia Lopes

Neuropediatra. Especialista em Pediatria do Sono do Instituto da Criança no Hospital das Clínicas da Faculdade de Medicina da Universidade de São Paulo (HCFMUSP), com Doutorado em Ciências pelo Departamento de Psicobiologia da Universidade Federal de São Paulo (Unifesp). *Lato sensu* em Medicina do Sono pela Unifesp. Pesquisadora colaboradora do Instituto de Psiquiatria no HCFMUSP. Tem linhas de pesquisa premiadas nacional e internacionalmente, com vasta produção científica composta por artigos, resumos, e capítulos de livros, assim como dois livros sobre sono e comportamento. A linha de pesquisa atual tem como título: "Comorbidade sono e transtornos psiquiátricos".

Rosana Cardoso Alves

Neurologista Infantil e Neurofisiologista Clínica. Doutora em Neurologia pela Faculdade de Medicina da Universidade de São Paulo (FMUSP). Coordenadora do Setor de Neurofisiologia Clínica, Fleury Medicina e Saúde.

Magda Lahorgue Nunes

Neurologista Infantil. Certificação da Associação Médica Brasileira (AMB) em Medicina do Sono. Doutorado em Neurociências pela Universidade Estadual de Campinas (UNICAMP). Professora Titular de Neurologia na Escola de Medicina da Pontifícia Universidade Católica do Rio Grande do Sul (PUCRS).

Os Colaboradores

Anna Carolina Campos de Barros Luvizotto Monazzi

Pediatra e Neuropediatra pela Faculdade de Ciências Médicas da Santa Casa de Misericórdia de São Paulo (FCMSCSP). Médica do Sono pela Faculdade de Medicina da Universidade de São Paulo (FMUSP). Membro do Ambulatório e Laboratório do Sono do Instituto da Criança (HCFMUSP).

Benito Lourenço

Chefe da Unidade de Adolescentes do Instituto da Criança do Hospital das Clínicas da Faculdade de Medicina da Universidade de São Paulo (FMUSP). Médico Assistente da Clínica de Adolescência da Faculdade de Ciências Médicas da Santa Casa de São Paulo (FCMSCSP). Presidente do Departamento de Adolescência da Sociedade de Pediatria de São Paulo (SPSP).

Camila dos Santos El Halal

Neuropediatra. Mestre e Doutora em Neurociências pela Pontifícia Universidade Católica do Rio Grande do Sul (PUCRS). Título de Especialista em Neurologia Pediátrica pela Sociedade Brasileira de Pediatria (SBP), Associação Médica Brasileira (AMB) e Academia Brasileira de Neurologia (ABN). Especialização em Neurofisiologia Clínica pela PUCRS. Médica do Hospital Criança Conceição, Grupo Hospitalar Conceição, Ministério da Saúde, Porto Alegre, Rio Grande do Sul. Professora Adjunta da Escola de Medicina da PUCRS.

Clarissa Bueno

Neurologista Infantil com graduação e residência pela Faculdade de Medicina da Universidade de São Paulo (FMUSP). Título de área de atuação em Medicina do Sono. Doutorado em Fisiologia Humana pela USP. Médica Assistente do Departamento de Neurologia do Hospital das Clínicas da Faculdade de Medicina da USP (HCFMUSP). Médica do Setor de Polissonografia do Instituto da Criança.

Cristiana Castanho de Almeida Rocca

Mestre e Doutora em Ciências pela Faculdade de Medicina da Universidade de São Paulo (FMUSP). Especialização em Psicologia Hospitalar em Avaliação Psicológica e Neuropsicológica no Instituto de Psiquiatria do HCFMUSP. Psicóloga do Serviço de Psicologia e Neuropsicologia do IPq-HCFMUSP. Professora Colaboradora na FMUSP.

Gustavo Antonio Moreira

Pediatra com área de atuação em Medicina do Sono. Doutor em Ciências pela Universidade Federal de São Paulo (Unifesp).

Lee Fu I

Médica formada pela Escola Paulista de Medicina da Universidade Federal de São Paulo (EPM-Unifesp). Doutora em Medicina pelo Departamento de Psiquiatria da FMUSP. Coordenadora do Programa de Transtorno de Humor na Infância e Adolescência do Instituto de Psiquiatria do HCFMUSP.

Leticia Maria Santoro Franco Azevedo Soster

Neurologista Infantil, Neurofisiologista Clínica e Médica do Sono. Doutora em Ciências pela Universidade de São Paulo (USP). Responsável pelo Serviço de Sono Infantil do Instituto da Criança do Hospital das Clínicas da USP. Neurofisiologista e Coordenadora da Pós-graduação em Sono do Hospital Albert Einstein.

Lisliê Capoulade Nogueira Arrais de Souza

Doutorado em Ciências Médicas pela Universidade de Brasília (UnB). Título de Especialista em Pediatria com áreas de atuação em Medicina do Sono e Pneumologia Pediátrica. Professora aposentada do Curso de Medicina da Escola Superior de Ciências da Saúde (ESCS). Preceptora voluntária da Residência de Pneumologia Pediátrica do Hospital da Criança de Brasília (HCB). Membro do Departamento Científico de Sono da Sociedade Brasileira de Pediatria (SBP).

Magda Lahorgue Nunes

Neurologista Infantil. Certificação AMB em Medicina do Sono. Doutorado em Neurociências pela Universidade Estadual de Campinas (UNICAMP). Professora Titular de Neurologia na Escola de Medicina da Pontifícia Universidade Católica do Rio Grande do Sul (PUCRS).

Maíra Medeiros Honorato Ferrari

Neurologista com título de Especialista pela Academia Brasileira de Neurologia (ABN). Neurofisiologista pelo HCFMUSP com título de Especialista pela Sociedade Brasileira de Neurofisiologia Clínica. Médica do sono pelo HCFMUSP com título de Especialista Médica, responsável pelo Ambulatório do Sono do AME Santa Marcelina. Médica do setor de Polissonografia do Hospital Israelita Albert Einstein. Professora da Pós-graduação em Sono do Instituto Israelita de Ensino e Pesquisa Albert Einstein.

Maria Cecilia Lopes

Neuropediatra - Especialista em Pediatria do Sono do Instituto da Criança no Hospital das Clínicas da Faculdade de Medicina da Universidade de São Paulo (HCFMUSP), com Doutorado em Ciências pelo Departamento de Psicobiologia da Universidade Federal de São Paulo (Unifesp). *Lato sensu* em Medicina do Sono pela Unifesp. Pesquisadora colaboradora do Instituto de Psiquiatria no HCFMUSP. Tem linhas de pesquisa premiadas nacional e internacionalmente, com vasta produção científica composta por artigos, resumos, e capítulos de livros, assim como dois livros sobre sono e comportamento. A linha de pesquisa atual tem como título: "Comorbidade sono e transtornos psiquiátricos".

Miguel Boarati

Psiquiatra da Infância e Adolescência formado pela Faculdade de Medicina de Ribeirão Preto da Universidade de São Paulo (FMRP-USP). Supervisor de médicos residentes em Psiquiatria Infantil pelo Instituto de Psiquiatria (IPq) do Hospital das Clínicas da Faculdade de Medicina da Universidade de São Paulo (HCFMUSP) de 2006-2016. Professor da Pós-graduação em Psiquiatria do CENBRAP.

Renata de Andrade Prado Gobetti

Neuropediatra pela Escola Paulista de Medicina da Universidade Federal de São Paulo (EPM-Unifesp). Doutoranda em Neurologia pela Universidade de São Paulo (FMUSP). Médica voluntária do Ambulatório e Laboratório de Sono Infantil do Instituto da Criança da Universidade de São Paulo (ICR-HCFMUSP).

Rosa Hasan

Neurologista e Especialista em Medicina do Sono. Coordenadora do Laboratório de Sono e do Ambulatório de Sono do Instituto de Psiquiatria (IPq) do Hospital das Clínicas da Faculdade de Medicina da Universidade de São Paulo (HCFMUSP).

Rosana Cardoso Alves

Neurologista Infantil e Neurofisiologista Clínica. Doutora em Neurologia pela Faculdade de Medicina da Universidade de São Paulo (FMUSP). Coordenadora do Setor de Neurofisiologia Clínica, Fleury Medicina e Saúde.

Samanta Andresa Richter

Doutoranda em Pediatria e Saúde da Criança pelo Programa de Pós-graduação em Medicina/ Pediatria e Saúde da Criança (PPGPSC/PUCRS). Mestra em Desenvolvimento Regional pelo Programa de Pós-graduação em Desenvolvimento Regional da Faculdades Integradas de Taquara (PPGDR/ FACCAT). Bacharela em Enfermagem pela FACCAT. Bolsista CAPES/CNPq da Pós-Graduação em Pediatria e Saúde da Criança da Pontifícia Universidade Católica do Rio Grande do Sul (PPG-PSC/ PUCRS).

Epígrafe

A vida é tão bela que chega a dar medo.

Não o medo que paralisa e gela, estátua súbita, mas esse medo fascinante e fremente de curiosidade que faz o jovem felino seguir para a frente farejando o vento ao sair, a primeira vez, da gruta.

Medo que ofusca: luz!

Cumplicemente, as folhas contam-te um segredo velho como o mundo:

Adolescente, olha! A vida é nova...

A vida é nova e anda nua

— vestida apenas com o teu desejo!

Mario Quintana
Apontamentos de História Sobrenatural.
Porto Alegre: Editora Globo/Instituto Estadual do Livro, 1976.

Dedicatória

Dedico este livro às minhas famílias escolhida e biológica, que foram privadas da minha presença física e de atenção por um motivo de força maior: escrever e revisar este texto sobre adolescência e sono. Dedico também aos leitores apreciadores, especialmente ao pai Heitor Luiz Silva da Conceição, leitor ávido e fervoroso, que me inspirou para leitura e aprofundamento de meus conhecimentos pediátricos.

Cada parte deste livro foi inspirada na prática clínica, e por isso agradeço a meus pacientes e suas famílias, particularmente I.A., M.K. e C.H.V., que são meus pacientes antes da adolescência, no laboratório constante do consultório, e que inspiraram o conceito de período pré-tempestade, antes da adolescência consolidada, período em que a importância da medicina do sono torna-se notoriamente protetora e de eficaz intervenção precoce.

Dedico também aos nossos adolescentes, para os quais desejo prudência, que ajuda a evitar excessos e promove equilíbrio para moderar as demais virtudes.

Maria Cecilia Lopes

Dedico essa obra aos meus pais, Antônio e Conceição, e ao meu companheiro, Robert Skomro, que sempre apoiaram meus projetos pessoais e profissionais. Também dedico a todos os adolescentes que atendi e atendo, que me inspiram a me aprimorar sobre o tema e questionar meus conhecimentos.

Rosana Cardoso Alves

À minha filha Joana, exemplo de adolescente, que entendeu como dormir bem faz o dia ficar melhor!

Magda Lahorgue Nunes

Agradecimentos

Agradecemos aos nossos familiares e amigos pelo apoio na redação e no desenvolvimento deste projeto, e, particularmente, à Editora Atheneu pelo incentivo e prestígio. Nossa grande inspiração para este livro surgiu no nosso cotidiano clínico, alimentada pelo desejo de influenciar a todos que lidam com um período da vida tão dinâmico como a adolescência. Nosso agradecimento muito especial a todos os adolescentes que atendemos ao longo dos anos e que nos inspiraram à realização desta obra.

Prefácio

"Talvez as pessoas que se satisfazem com apenas algumas horas de sono à noite sejam os precursores de uma nova adaptação humana que aproveitará integralmente todas as 24 horas do dia. Eu, de minha parte, confesso abertamente que invejo tal adaptação."

Carl Edward Sagan (1934-1996)

Essa frase, cunhada pelo cientista Carl Sagan, descreve, de certa forma, como os adolescentes encaram a própria necessidade de sono. Entretanto, a "nova adaptação humana" ainda não aconteceu e, infelizmente, a privação de sono durante a adolescência está associada a problemas não somente de saúde física, como também mental. Essa etapa da vida contempla grandes modificações e desafios, e, por isso, manter uma boa qualidade do sono não é tarefa fácil. Vários fatores da vida diária podem afetar o sono dos adolescentes, como: horário escolar, tendência a hábitos noturnos e exposição excessiva a telas. Adicionalmente, fatores emocionais como medo, estresse, ansiedade e insegurança também impactam a qualidade do sono.

A organização desta obra foi compartilhada com as colegas Maria Cecilia Lopes e Rosana Cardoso Alves, e tivemos o cuidado de escolher temas relevantes relacionados ao sono dos adolescentes, desde aspectos normais a patológicos, comorbidades, e abordar temas atuais como o impacto da pandemia da Covid-19, cujos efeitos a longo prazo ainda não são conhecidos. A abordagem multidisciplinar também teve espaço. Os autores foram escolhidos minuciosamente e contribuíram com suas experiências cotidianas no atendimento de adolescentes com problemas de sono.

Enfim, esta obra é dedicada aos nossos pacientes, que, com suas peculiaridades, nos desafiam a encontrar soluções, e a todos os colegas da área da Saúde que se dedicam a estudar e melhor compreender as necessidades e os distúrbios do sono durante a adolescência.

Magda Lahorgue Nunes

Apresentação

Este livro foi inspirado em nossos adolescentes que, durante a pandemia, demonstraram como precisamos valorizar a adolescência, pois ela é mais do que uma transição, é uma etapa da vida que construirá recordações para toda nossa fase adulta. Impossível falar de adolescência sem nos reportarmos à nossa própria juventude. Tivemos o carinho de convidar especialistas em sono com suas diferentes abordagens para sensibilizar nossos leitores sobre a importância do sono na fase da puberdade e no estabelecimento da nossa personalidade adulta. A importância do sono dos adolescentes será abordada devido a uma demanda da sociedade em relação a queixas comportamentais associadas ao uso excessivo de mídia e à alteração do ritmo circadiano dos adolescentes. A situação globalizada de privação parcial de sono em todas as faixas etárias reforça a necessidade de linguagem específica para os adolescentes e todos os profissionais que atuam nessa faixa etária.

A adolescência é um período transicional, caracterizado por intensas modificações somáticas e comportamentais. As mudanças hormonais iniciam uma cadeia de alterações no ciclo sono-vigília, que, por sua vez, interagem com o ambiente em que nossos adolescentes vivem. Por isso, destinamos o primeiro capítulo à discussão da própria adolescência com o título: *Adolescência*. Essas alterações levam a atrasos de fase e privação de sono, com consequências importantes na vida emocional, social e acadêmica do adolescente. O Capítulo 2, *Por que sentimos sono? A origem do sono*, discute esse assunto e a noção do tempo com interação com a nossa existência. A adolescência é a fase do desenvolvimento em que o padrão de sono é um resultado de processos interativos, descritos no Capítulo 2, que simulam um temporal associado às ondas de estresse, transformando esse período em uma "tempestade perfeita": a combinação de condições comportamentais (psicológicas, sociais e culturais) e biológicas que predispõem ao atraso de fase de sono e consequente privação de sono crônica. Neste livro, abordaremos também o período que antecede a adolescência e o sono como uma jornada fantástica ao longo das noites, onde, clinicamente, podemos observar, diagnosticar e mudar a trajetória de sintomas que levam ao sono torrencialmente acometido pela adolescência.

O padrão de sono humano é regulado também pela secreção de melatonina. No adolescente, quanto mais velho, mais tarde ocorre essa secreção, enquanto quanto mais novo isso acontece mais cedo. Ainda não é claro se o período circadiano intrínseco se torna mais longo com o desenvolvimento, mas sabe-se que ele não se associa aos estados de maturação fisiológica. A sensibilidade do marca-passo circadiano também muda nessa fase: o aumento da sensibilidade à luz à noite auxilia no atraso de fase. Desse modo, o objetivo deste livro é explorar os temas sono dos adolescentes em conjunto com perspectivas para todas as faixas etárias. Nosso público-alvo serão médicos, psicólogos, professores, pais e os próprios adolescentes interessados no tema sono e no período da adolescência.

No Capítulo 3, *Sono: uma jornada fantástica ao longo das noites*, trataremos do desenvolvimento do sono e seus mecanismos. O sono é uma importante e, talvez, uma das principais manifestações fisiológicas em todas as faixas etárias. Muitos eventos acontecem ao longo da noite, e o nosso sono está relacionado ao desempenho durante o dia.

O sono é um comportamento central na adolescência, esta por sua vez, é uma fase em que existem inúmeras mudanças, inclusive na fisiologia do sono. O sono apoia ativamente o funcionamento cognitivo de vigília na adolescência. Assim, há grande importância em se compreender as consequências da privação de sono e suas alterações no adolescente, cujo cérebro está em desenvolvimento.

No Capítulo 4, *É normal acordar durante a noite? Despertares noturnos e seus desafios*, esclarecemos que os adolescentes experimentam diversas mudanças negativas no sono por serem indivíduos em desenvolvimento. Como principais manifestações dessas mudanças temos o aumento da latência de sono e o atraso do ritmo circadiano com horários mais tardios de início do sono, o que resulta em redução da duração do sono durante a semana e do consequente aumento da sonolência diurna, além da insônia e do aumento dos despertares noturnos. Nesse capítulo serão discutidos pontos sobre sonolência, qualidade de sono, fragmentação e instalidade do sono, bem como a vulnerabilidade criada para o adolescente pelo padrão de sono disrupto, com reforço nas medidas de higiene do sono.

No Capítulo 5, *Andar ou falar dormindo é normal? Comportamentos atípicos durante o sono*, trataremos da interação dos principais transtornos do sono com possíveis comportamentos atípicos durante o sono no período da adolescência. Nesse período são frequentes os eventos chamados de parassonias, que são experiências ou eventos indesejáveis que podem ocorrer no início do sono, durante o sono ou ao despertar. As principais parassonias na adolescência são: sonambulismo, terror noturno, despertar confusional e pesadelos. O sonilóquio (falar dormindo) é considerado um sintoma isolado ou variante da normalidade e é muito frequente na adolescência. Já o Capítulo 6, *Sono dos adolescentes: a tempestade perfeita!*, abordará como fatores comportamentais, sociais e circadianos afetarão o sono no período da adolescência. A maioria dos adolescentes apresenta atraso de fase do sono, visto que vários fatores podem impulsionar a alocação temporal do sono mais tardio, como práticas esportivas pela manhã e um horário de início escolar cedo que demandam um despertar precoce. Nessa fase também há um aumento de inúmeras demandas próprias da adolescência, como o envolvimento em atividades sociais e uso noturno de telas/tecnologia. Tudo isso em conjunto resulta em maior atraso na hora de dormir e aumento do débito de sono. Assim, o adolescente é exposto à privação de sono por uma série de fatores, porém, alguns desses podem ser abrandados com orientação adequada de higiene do sono e mudanças de comportamento.

O Capítulo 7, *Sono e epilepsia nos adolescentes*, é direcionado ao adolescente que apresenta epilepsia, uma vez que a relação entre sono e epilepsia é bastante complexa. A privação de sono pode desencadear crises epilépticas e deve ser evitada, em especial nesse período da vida. Tanto a duração como a qualidade e a eficiência do sono podem ser afetadas por crises epilépticas. A maioria das medicações utilizadas no tratamento da epilepsia pode afetar a arquitetura do sono.

O Capítulo 8, *Não durmo, logo não aprendo!*, abordará fatores cognitivos, associando questões relacionadas ao sono e aprendizado na adolescência, bem como a presença de transtornos de sono, que devem ser interpretados individualmente nos adolescentes, assim como os efeitos da privação do sono. Nesse capítulo, serão discutidos os efeitos da privação de sono aguda e crônica.

O tema do Capítulo 9 não poderia faltar: *Sono na era da pandemia da Covid-19*. Durante esse período, tivemos vários fatores sociais e comportamentais que afetaram muito o sono dos adolescentes. As medidas restritivas adotadas em todo o mundo mudaram as rotinas dos adolescentes e de suas famílias, com consequências nas rotinas de horários e do sono. O isolamento social e o fechamento das escolas trouxeram impacto ao sono. Alguns estudos mostraram que houve aumento na prevalência de vários transtornos do sono ligados à insônia e à ansiedade, e a prevalência de insônia nos adolescentes durante a pandemia foi de 34,9%. Além da mudança abrupta nas rotinas diárias e do isolamento social, uma questão importante foi o excesso de tempo de tela. Esse aumento, em especial no período noturno, impactou ainda mais negativamente o sono dos adolescentes.

O Capítulo 10, *Sono e transtorno do neurodesenvolvimento*, esclarece que tem sido observado o aumento da expressão do transtorno do espectro autista, discute sobre a importância da medicina do sono no desenvolvimento neuropsicomotor e as patologias que comprometem o desenvolvimento cognitivo, aborda o tema sono e condições clínicas/psiquiátricas, bem como sono e cognição, incluindo aspectos cognitivos, emocionais e culturais relacionados ao sono.

O Capítulo 11, *Quando o pensamento assusta o sono: o que fazer?*, aborda os fatores cognitivo-comportamentais que interferem na procrastinação da hora de ir dormir. Quando o adolescente fala no consultório: quero dormir melhor! As orientações para uma boa noite de sono e um dia produtivo dos adolescentes são valiosas. E como seria o melhor manejo? Na presença de hábitos de sono inadequados, o comportamento sofre modulações que serão abordadas nesse capítulo.

O Capítulo 12, *Celular na hora de dormir: pode? Tecnologia a nosso favor e não para nos sabotar...*, se refere ao uso de mídias, com seus pontos positivos e negativos. Os pacientes com hábitos irregulares desde a infância apresentam alterações comportamentais e cardiovasculares, por vezes mediadas pela desorganização do ciclo sono-vigília, assim como pela fragmentação do sono. Trata-se de um assunto extremamente atual e que foi agravado pela questão do isolamento social durante a pandemia. A exposição excessiva às telas leva a consequências comportamentais e cognitivas em todas as faixas etárias, porém os adolescentes provavelmente foram o grupo mais afetado. Recentes estudos indicaram a exposição excessiva a telas como um fator para depressão e ansiedade. Por isso, torna-se tão relevante a orientação do uso com moderação dos celulares e demais telas. Nesse capítulo também serão discutidas perspectivas para uma intervenção precoce e utilização da tecnologia para monitoramento do sono dos adolescentes.

O Capítulo 13, *Conclusões e perspectivas finais*, tem o objetivo de reforçar os tópicos abordados nos capítulos anteriores, com ênfase na abordagem do sono como uma janela para o desenvolvimento, e também uma oportunidade para os adolescentes entrarem em contato com aspectos positivos de uma rotina do ciclo sono e vigília. E, por fim, ampliar a percepção do sono como uma necessidade para o pleno crescimento e desenvolvimento físico, cognitivo e emocional dos adolescentes.

As mudanças hormonais alteram o ciclo sono-vigília do adolescente e, neste livro serão detalhadas as repercussões de redução da quantidade e qualidade do sono, com consequente privação de sono. A combinação de condições comportamentais e biológicas predispõem privação de sono crônica nos adolescentes. Esperamos que a discussão sobre o sono dos adolescentes como um fator de grande impacto na qualidade de vida durante a adolescência propicie aos leitores uma reflexão acerca da própria adolescência e ajude os adolescentes a terem uma melhor qualidade de sono.

Maria Cecilia Lopes
Rosana Cardoso Alves

Sumário

Capítulo 1   **Adolescência** 1
Maria Cecilia Lopes
Miguel Boarati

Capítulo 2   **Por que sentimos sono? A origem do sono** 7
Maria Cecilia Lopes

Capítulo 3   **Sono: uma jornada fantástica ao longo das noites** 15
Rosana Cardoso Alves
Maria Cecilia Lopes

Capítulo 4   **É normal acordar durante a noite? Despertares noturnos e seus desafios** ... 25
Maria Cecilia Lopes
Leticia Maria Santoro Franco Azevedo Soster
Maíra Medeiros Honorato Ferrari

Capítulo 5   **Andar ou falar dormindo é normal? Comportamentos atípicos durante o sono** 37
Rosana Cardoso Alves
Lisliê Capoulade Nogueira Arrais de Souza

Capítulo 6   **Sono dos adolescentes: a tempestade perfeita!** 45
Renata de Andrade Prado Gobetti
Leticia Maria Santoro Franco Azevedo Soster
Clarissa Bueno

Capítulo 7   **Sono e epilepsia nos adolescentes** 51
Camila dos Santos El Halal
Magda Lahorgue Nunes

Capítulo 8   **Não durmo, logo não aprendo!** 59
Maria Cecilia Lopes
Gustavo Antonio Moreira

Capítulo 9	**Sono na era da pandemia da Covid-19**..69	

Samanta Andresa Richter
Magda Lahorgue Nunes

Capítulo 10 Sono e transtorno do neurodesenvolvimento 77

Maria Cecilia Lopes
Clarissa Bueno
Leticia Maria Santoro Franco Azevedo Soster
Renata de Andrade Prado Gobetti
Anna Carolina Campos de Barros Luvizotto Monazzi

Capítulo 11 Quando o pensamento assusta o sono: o que fazer? 89

Maria Cecilia Lopes
Cristiana Castanho de Almeida Rocca
Rosa Hasan
Lee Fu I

Capítulo 12 Celular na hora de dormir: pode? Tecnologia a nosso favor e não para nos sabotar.. 107

Benito Lourenço

Capítulo 13 Conclusões e perspectivas finais 117

Maria Cecilia Lopes

Índice Remissivo.. 121

capítulo 1

Adolescência

Maria Cecilia Lopes
Miguel Boarati

Introdução

Adolescência é o período que envolve as maturidades física e psicossocial no desenvolvimento contínuo da infância até a fase adulta, sendo o momento em que rápidas transformações psicológicas e fisiológicas acontecem. Pode-se dizer que é iniciada na puberdade e finalizada, por definição, quando se obtém uma maturidade biológica. É fundamental diferenciar a adolescência da puberdade, sendo este período representado por maturidade hormonal e processos de crescimentos dependentes de determinantes biológicos. A puberdade está associada à reprodução humana, momento que também é transposicionado com o desenvolvimento da sexualidade. A curiosidade, a intensidade e a inconstância permeiam esse período do desenvolvimento humano. É imperativo o estudo dessa fase para melhorar a abordagem parental, acadêmica e da saúde mental na adolescência. Saber lidar com adolescentes demanda observação, empatia e revisão de conceitos. O adolescente pode não demostrar que aprecia, entende ou que tem interesse por orientações de saúde mental.[1]

A hebiatria é fundamental para a compreensão dos comportamentos de adolescentes. Hebiatra vem da palavra grega *hebe*, que na mitologia grega, representa a deusa da juventude, e, por extensão faz-nos refletir sobre nossa adolescência para nos mantermos sempre jovens. Se ainda pensarmos sobre os deuses do Olimpo e os heróis da mitologia grega, podemos citar Teseu, que apenas conheceu o pai após levantar uma pesada pedra — o temperamento adolescente lembrando nossa luta interna entre Dionísio (prazer e diversão) e Apolo (estudos e força). Também o filósofo Friedrich Nietzsche no seu primeiro livro, *O Nascimento da Tragédia*,[2] publicado em 1872, estudou a importância da arte na cultura humana e afirmou que a criatividade e a beleza das artes vêm da capacidade de articular duas forças que, em princípio, são opostas. Ele chamou de apolíneo (relativo ao deus Apolo), o princípio que representa a razão como beleza harmoniosa e comedida, organizada. E de dionisíaco (relativo ao deus Dionísio), o princípio que representa o caos, a falta de medida, a paixão. Falando de adolescência, pode-se também citar Atena, deusa da sabedoria, das habilidades e dos ofícios, da guerra "defensiva" como representação da luta adolescente por espaço e definição de identidade. É por essa luta que, na adolescência, se tem o desenvolvimento de importantes competências para construir uma vida significativa, tornando-se uma época empolgante, mas que também envolve imensos riscos; nesse sentido, a atuação de vários profissionais na saúde mental, na educação e na orientação familiar nessa etapa tem um caráter tão preventivo quanto o que é realizado na infância.[3]

Adolescência e seus medos

Fobia vem da palavra grega *phobos*, que significa medo. Seu uso semântico descreve uma sensação irracional, anormal, indesejada e persistente; ou seu uso específico, ou seja, psiquiátrico: agorafobia, hidrofobia, fotofobia, fobias sociais, que são experiências frequentes no cotidiano humano, particularmente na adolescência. Por vezes, encontra-se o adolescente paralisado nos próprios medos. Essas sensações fisiológicas de contraste entre certo e errado, sair ou ficar, permanecer ou mudar podem gerar instabilidade no temperamento, e consequente inconstância. O apoio de familiares, amigos e profissionais da área da saúde pode mudar o curso de um transtorno fóbico e também pode, na fase inicial dos sintomas, inclusive ser considerado algumas vezes como terapêutico.

A pesquisa psicológica tem limitações em relação a dificuldade de detecção de emoções fortes no laboratório, que não representariam respostas naturais ligadas ao instinto e aos sentimentos, como nossas experiências cotidianas. Temos que perceber que nos consultórios temos adolescentes com expressão parcial e incompleta de suas emoções, com variações individuais. Para trazer as emoções dos adolescentes, podemos interagir com eles por meio de variações da linguagem, demonstrando interesse nas suas falas, pois, por vezes, eles não querem falar, mas querem ser compreendidos.

Sexualidade *vs.* vulnerabilidades dos adolescentes

A adolescência frequentemente é confundida com o conceito de puberdade, sendo o intervalo temporal entre inocência da infância até a fase adulta. Nesse período, há interação de processos de desenvolvimento da personalidade com processos que geram vulnerabilidades, exigindo proteção, com bordas tênues com a individualidade, e expressão da sexualidade. Entende-se o sono como fator modulador da saúde mental, uma vez que pode antecipar riscos para vulnerabilidades, com queixas de dificuldades para iniciar o sono, medos e receios de violência doméstica, o que podem promover despertares noturnos. Existem sinalizações também na presença de despertares precoces, que podem estar associados aos quadros afetivos. Falta de motivação, fadiga e sonolência como parte do comportamento adolescente podem camuflar comportamentos de risco nessa fase. Observa-se o desafio de falar para populações diversas sobre comportamentos de risco na adolescência e sono saudável.

Comportamentos de riscos na adolescência

Hoje, com estudos advindos das diferentes áreas das neurociências (genética, neuroimagem e neuropsicologia) e da psicologia do desenvolvimento, pode-se admitir que a adolescência é um período muito mais complexo, repleto de possibilidades, potenciais e riscos.

É um período de transformações consistentes quanto ao físico e às áreas cognitiva, emocional e social que perdurará por toda a vida do indivíduo. Alterações hormonais, desenvolvimento da capacidade reprodutiva e da possibilidade de constituição familiar, preparação para assumir funções de destaque e liderança em seu meio social, estruturação da personalidade, aumento de demandas e responsabilidades (associado a possíveis perigos de envolvimento em práticas de risco que possam desviar planos inicialmente traçados pela família de origem e pela sociedade), tudo isso configura essa fase da vida que dura cerca de 13 a 15 anos, mas cujos efeitos e suas consequências serão sempre verificados.

Entre os principais comportamentos de risco associados à adolescência, podemos citar os que envolvem a experimentação e a quebra de limites. O início da prática sexual, o contato com substâncias psicoativas e o envolvimento com grupos sociais diferentes constituem algumas das possibilidades de o adolescente viver situações-limite e arriscadas, fruto da impulsividade e da falta de previsibilidade do seu comportamento resultante de uma combinação de imaturidade cognitiva e emocional.

A importância da adolescência dentro dos contextos médico, psicológico e pedagógico trouxe o necessário estudo da hebiatria, configurando especialidade médica que cuida especificamente de adolescentes, seja no contexto da clínica geral, seja no de especialidades: ginecologia e endocrinologia. Nos últimos anos, psicólogos clínicos passaram a desenvolver estudo e prática acerca da melhor compreensão e atuação sobre conflitos emocionais e comportamentais de adolescentes, atuando de maneira específica em diferentes linhas de psicoterapias. Mesmo no campo da educação, existem profissionais que se especializaram em metodologias de ensino destinadas à população jovem. Apesar de algumas incertezas, é importante tentarmos clarificar os aspectos específicos da adolescência, separando-a da infância e da vida adulta. Verificar o que é esperado em cada momento, quais seriam os potenciais desvios que exigiriam intervenções específicas e quais os atributos em cada fase.

Sono dos adolescentes

Os fatores biológicos, cognitivos, psicodinâmicos, etiológicos, familiares, sociais, econômicos e culturais são críticos e determinantes no curso natural das doenças psiquiátricas na infância. Os efeitos dos déficits precoces no desenvolvimento podem ser compensados ou exacerbados pelas oportunidades ou barreiras futuras. A família e/ou ambiente social podem amplificar e agravar acometimentos nos transtornos no período da infância e da adolescência. O seguimento adulto de patologias iniciais na infância é um resultado da interação entre esforços terapêuticos e fatores de risco e protetores. O prognóstico pode depender da habilidade da criança e da família em lidar com os transtornos comportamentais.

Interferências significativas na quantidade de horas de sono, hora de ir dormir, fatores circadianos, pressão para sono, necessidade de sono, assim como qualidade/intensidade do sono em termos de padrão de ondas cerebrais marcando fatores genéticos, podem acarretar consequências comportamentais na adolescência. Fatores importantes a serem abordados: ambiente e estilo de vida, com demandas sociais, interferem diretamente nos padrões de sono, bem como encontros sociais, participação de esportes, e atividade extracurriculares. A variabilidade de tempo entre sono e vigília em conjunto com horários cedo da escola são fatores perpetuantes de sintomas de débito de sono. Por fim, é necessária a investigação de sonolência excessiva e comportamentos de risco com necessidade de abordagem familiar que podem ter o sono como importante sensor para saúde mental. Torna-se importante reconhecer que muitos transtornos comportamentais em adolescentes estão associados ao sono, atingindo uma alta prevalência e várias morbidades associadas. O reconhecimento precoce de fatores de risco para esses transtornos por meio de uma política de atuação intersetorial e multidisciplinar pode favorecer medidas preventivas e garantir melhor qualidade de vida, com uma relação custo-benefício positiva para o indivíduo e sistema de saúde. Existe a necessidade de detecção precoce das alterações de sono para uma possível mudança do padrão de morbidade neuropsiquiátrica e cardiovascular na fase adulta. Novos indicadores eletroencefalográficos de perturbações do sono em adolescentes têm sido explorados para os transtornos leves de sono.

Interação do sono e processos afetivos na adolescência

O despertar precoce pode estar associado aos processos afetivos, e é importante ter cuidado com a associação entre tristeza, sono curto e vontade de viver. A depressão está presente nas escolas; adolescentes apresentam, por vezes, queixas de sono quando estão com sintomas depressivos, podendo ocorrer uma relação multidirecional entre sintomas do sono, sintomas afetivos e estresses biossociais. É bem conhecida a existência de um "marca-passo biológico" que regula o sono. A insônia pode ser causada por alterações de acoplamento do "marca-passo biológico" com a neurofisiologia promotora de sono. O papel da insônia como um fator de risco para doenças psiquiátricas ainda não está claro. Um estudo epidemiológico longitudinal demonstrou que pacientes com transtornos de sono apresentam um aumento do risco para depressão, transtornos de ansiedade, abuso de drogas e dependência de nicotina.[4]

A má qualidade de sono também tem sido apontada como um fator de alto impacto na percepção da qualidade de vida em pacientes esquizofrênicos. Independentemente da idade e dos sintomas, a má qualidade do sono está associada à baixa qualidade de vida e ao aumento de dificuldade em lidar com estressores com uma visão mais positiva em relação à vida desses pacientes.[5] O problema de sono tem sido associado à incapacidade dos esquizofrênicos de copiar rotinas variadas nos diversos segmentos da personalidade esquizofrênica. Cronicamente, a privação de sono pode aumentar as dificuldades ambientais de relacionamento familiar e no trabalho dos esquizofrênicos.[6]

Já em relação à depressão, existe a hipótese de que o reconhecimento e a intervenção precoce do transtorno de sono podem prevenir quadros depressivos recorrentes. Essa hipótese foi formulada em razão dos resultados, como os obtidos em um estudo prospectivo epidemiológico que demonstrou que a população com sintomas de insônia com seguimento em 1 ano apresentou maior risco para o desenvolvimento de um quadro depressivo.[7] Além disso, episódios recorrentes de depressão são geralmente precedidos de queixas subjetivas de alterações do sono, particularmente em crianças e adolescentes. Essas observações favorecem a teoria de que o transtorno da fisiologia do sono pode preceder o desenvolvimento do transtorno afetivo, uma vez dentro dos critérios diagnósticos para depressão bipolar, torna-se fundamental o estudo da coexistência de transtorno afetivo e transtorno do sono.

Take home notes

Torna-se necesssário e fundamental em nossas consultas interrogar se nossos adolescentes estão felizes e se estão dormindo bem, além disso, perguntas existenciais são pertinentes. Algumas sugestões: criar relação de confiança, conectar-se às necessidades do adolescente, evitar falhas na comunicação como "gritar", desenvolver uma escuta ativa, não forçar a conversa, não criticar, e o fundamental: respeitar a opinião do adolescente. Para identificar a necessidade de intervenção, é fundamental monitorar as atividades de adolescentes, tais como: exposição excessiva nas redes sociais, *bullying*, desempenho escolar, relação com familiares, fatores de saúde mental, atividade física regular e sexualidade. A adolescência é a era das descobertas, na qual existe necessidade de exercitar a liberdade e a independência, mas a sociedade traz muitos perigos, particularmente na realidade virtual e no metaverso. Novas dimensões de comunicação estão sendo produzidas. Um museu pode ser visitado sem sairmos de casa, e conversas interplanetárias são frequentes. Devemos permanecer vigilantes e conectados com nossos adolescentes e suas emoções.

Referências bibliográficas

1. Comerci G, Lightner E, Hanser RC. Adolescent medicine, case studies. A compilation of 54 clinical. Garden City/New York: Medical Examination Publishing CO.; 1979:559.
2. Nietzsche FW. O nascimento da tragédia: ou helenismo e pessimismo. 2ª ed. 3ª reimp. Trad. J. Guinsburg. São Paulo: Cia das Letras; 1999.
3. Boarati MA, Krause RN, Felício JL. Psiquiatria na adolescência – 5ª seção – Grupos de pacientes especiais. In: Meleiro AMAS (org.). Psiquiatria: estudos fundamentais. Rio de Janeiro: Guanabara Koogan; 2018: 545-558.
4. Lopes MC, Boronat AC, Wang YP, Fu-I L. Sleep complaints as risk factor for suicidal behavior in severely depressed children and adolescents. CNS Neurosci Ther. 2016;22(11):915-920.
5. Kryger MH, Roth T, Dement WC. (eds.). Principles and practice of sleep medicine. 5th ed. Philadelphia: Saunders; 2011: 1297-1311.
6. Hofstetter JR, Lysaker PH, Mayeda AR. Quality of sleep in patients with schizophrenia is associated with quality of life and coping. BMC Psychiatry. 2005;5:13.
7. Ered A, Cooper S, Ellman LM. Sleep quality, psychological symptoms, and psychotic-like experiences. J Psychiatr Res. 2018;98:95-98.

capítulo 2

Por que sentimos sono?
A origem do sono

Maria Cecilia Lopes

Adolescência e nossa existência

Este capítulo tem como objetivo descrever a adolescência como um período fundamental da nossa existência. Todos os adultos lembram da sua juventude, sendo este período de tempestade e estresse classicamente discutido após o excêntrico tratado *Adolescence*, escrito por Granville Stanley Hall (1844-1924) em 1904 e recontextualizado por Arnnet em 1999, quando, declaradamente, a adolescência precisa de um olhar mais aguçado por se tratar de um período único e crítico para o desenvolvimento da personalidade de cada indivíduo. Se buscarmos a definição para "adolescência", cuja origem vem da palavra latina *adolescentia*, que significa período da vida humana entre infância e fase adulta, a adolescência é uma fase marcada por mudanças e transformações biológicas e comportamentais. Alguns pesquisadores sugerem que existe uma necessidade de reconstrução histórica do conceito de adolescência, e que precisamos de uma mudança do olhar da nossa própria adolescência e para os adolescentes.

Por estar em uma fase de transição, torna-se comum tanto o pensamento sobre os antecedentes (pré-púberes) quanto para aqueles que passaram da adolescência: antecipação de comportamentos adolescentes e imaturidade de ações como uma perpetuação da postura adolescente, por isso temos discutido a "adolescência estendida", começando mais cedo em torno de 9 anos e terminando mais tarde em torno de 24 anos. A Organização Mundial da Saúde (OMS) define adolescência como o período da vida que começa aos 10 anos e termina aos 19 anos completos, podendo ser dividida em pré-adolescência dos 10 aos 14 anos, e adolescência dos 15 aos 19 anos completos. Já o Estatuto da Criança e do Adolescente (ECA) no Brasil, desde 1990, diferentemente da OMS, considera o período de adolescência entre 12 e 18 anos de idade completos para criação de programas e leis que asseguram os direitos dessa população. É fato que a qualidade do sono na fase adulta passa pela adolescência com riscos de perpetuação de comportamentos inadequados que poderiam ser evitados precocemente nos adultos jovens. Pretende-se, com este livro, ensinar a importância da proteção do sono e a percepção do sono como uma oportunidade temporal e uma necessidade fisiológica para gerar saúde e mais estabilidade comportamental, cognitiva e emocional nos nossos adolescentes.

A origem do sono e a origem da vida

Falar sobre a origem do sono passa pela reflexão da origem da vida. Podemos ficar surpresos quando pensamos que, ao longo de uma vida inteira de 75 anos, p. ex. passamos cerca de 25 anos dormindo, sendo que, na adolescência, temos um fisiológico desvio de tempo de sono da semana para o fim de semana. Na natureza, todos os seres vivos têm períodos de repouso, fazendo uma interface com períodos ativos. Desde o nosso nascimento, desenvolvemos um sistema de resposta à luz, que passa pelo quiasma óptico, convergindo para os nossos núcleos supraquiasmáticos, e dependemos da maturidade desse sistema. Do sono polifásico, ou seja, vários curtos ciclos de sono, passamos para o sono bifásico, pois o efeito da luz e o uso excessivo de telas desde a primeira infância podem alterar o curso natural do sono.

Na fase pré-escolar, existem vários estímulos, e essa fase pode ser denominada fase pré-tempestade, que exige preparação para a adolescência. Os pais mais atentos controlam os estímulos dos filhos na fase escolar desse período pré-tempestade para que sofram menos na adolescência com sintomas comportamentais. Desde a fase da adolescência, tão esperada por pré-púberes, ocorrem muitas mudanças no corpo do adolescente, como as hormonais e pondero-estaturais, sendo por vezes notadas mudanças corporais bruscas. Durante essa fase, o sono também sofre um atraso na sua expressão, conhecido como atraso de fase de início do sono. Nesse período, ocorrem alterações nos fatores biológicos, sociais, além de notável aumento de jogos individuais e interativos novos, sendo as telas cada vez mais multitelas. Na fase adulta, temos fenótipos circadianos bem definidos, considerando a adolescência um período de vital importância e o sono adulto um reflexo claro de padrões interativos entre genética e meio ambiente. Com o desenvolvimento da idade, a partir dos 60 anos passamos para um avanço da fase do sono em que se tem tendência de dormir mais cedo e ciclos de sono e tempo de sono mais curtos.

Todos os seres vivos dormem, ou seja, o sono pode ser traduzido em períodos de atividade e repouso. O sono é natural, uma necessidade e também uma oportunidade. O tempo necessário de sono individualmente processado deve ser analisado de forma personalizada e integrada com os funcionamentos dos demais sistemas orgânicos. Acordamos para executar os sonhos da vigília e dormimos para sonhar mais claramente sobre nossa existência. Essa reflexão passa pela necessidade de sono e por que continuamos dormindo, ao longo do desenvolvimento da espécie humana, no ciclo evolutivo. A presença do sono e de seus ciclos, com a oscilação entre sono NREM (*non rapid-eye-movement sleep*) e sono REM (*rapid-eye-movement sleep*), sofre mudanças de acordo com a faixa etária (Figura 2.1),[1] assim como a presença do sono REM, em que ocorrem movimentos rápidos dos olhos, sendo também o período correspondente aos sonhos, quando estes são mais coloridos e vívidos, determinando que o sono por toda nossa vida deve ter o fundamento neurobiológico na nossa existência.

Falar sobre o sono remonta ao início da nossa existência. Há cerca de 15 bilhões de anos ocorreu a singularidade no início do universo,[2] com uma explosão gigante denominada Big

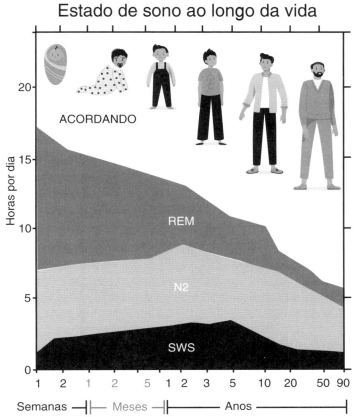

Figura 2.1 *Estágio do sono ao longo da vida.*
Em cinza escuro, o sono REM; cinza claro, NREM no estágio N2 correspondente à manutenção do sono com fusos do sono, e SWS (do inglês *slow wave sleep*) em preto, correspondendo ao sono de ondas lentas quando ocorrem a plasticidade sináptica e a restauração de reservas neurais para vigília, representada em branco.
Fonte: Adaptada de Gina RP, 2017.[1]

Bang, a qual levou a uma escuridão vazia, em que a densidade e o calor interagiram, formando planetas e estrelas, a evolução para a vida e o sentido do tempo. Planetas em chamas, parecendo que nossa origem passa por modelos de destruição para construção. Dos dinossauros, passando pelas catástrofes, a Terra com sua humanidade tem uma jornada de bilhões de anos. Dias e noites foram se estabelecendo, associados aos bombardeios de meteoros. Piscinas de substâncias deram início às formas de vida, uma repentina produção de oxigênio possibilitou a criação de novas formas. Dos hominídeos há 6 milhões de anos até 40 mil anos atrás, temos um longo tempo de espera para termos a melhor atmosfera, com grandes transformações e nossas principais descobertas na humanidade: agricultura há 11 mil anos; a roda há 3.500 anos; a escrita há 3.000 anos; a construção de pirâmides há 2.800 anos. Nosso calendário de 2022 é recente, porém intensamente marcado pelo desenvolvimento tecnológico, no qual as últimas décadas foram marcadas por uma explosão de informação. Nossos adolescentes nasceram nessa revolução de ideias e conceitos. Tudo passa por uma adaptação de necessários estudos e discussões sobre o tempo e sua interação com: existência, sono, uso de tela e comportamento.

Tempo e existência

Existem várias percepções sobre o tempo de acordo com a mitologia grega,[3] as principais são: Chronos (tempo cronológico), Kairós (tempo oportuno), Aion (tempo espiritual) e Jápeto (tempo finito). Zeus que é filho de Chronos aprisionou o pai para ter controle do tempo e do sistema, no caso, o Olimpo, tornando-se imortal por ter derrotado seu pai Chronos. Zeus, que representa a busca humana na descrição de suas ambições de controle do tempo, inicia uma busca para aprisionar o tempo, incluindo a referência empírica de passado, presente e futuro, assim como uma demonstração do conceito de gestão de tempo, necessário para melhorar o desempenho em tarefas. O tempo cronológico é irreversível, democrático e igualitário. Já o tempo oportuno, na mitologia grega representado por Kairós, tem como representação o fato de que cada momento segue em frente, sendo o tempo da vida, que é individual e interage com o conceito da existência. A nossa sensação de eternidade fica com a simbolização de Aion, que representa a percepção de tempo espiritual, sendo também o tempo sem medida, porém sem perder a relação do tempo com produtividade, na busca incessante do ser humano em ser parte do universo ao seu redor. Já na figura de Jápeto, temos a sensação de finitude da existência, portanto, é o tempo real medido para plenitude da existência, e neste tempo há interação com as idades: infância (vencer o mimo), adolescência (vencer os impulsos) e fase adulta (vencer as mágoas). Por vezes, encontramos esses desafios do tempo precocemente, sobretudo em crianças submetidas ao estresse ambiental e sociocultural, ou vencemos etapas do tempo mais tardiamente, quando percebemos adultos com padrões de comportamento mais imaturo.

Tempo de sono influencia, uso de tela e comportamento

O tempo influencia o sono, desde seu início, definido como tempo de início do sono, a sua manutenção com rupturas de ritmo cerebral definidas como despertares, apresentando estágio de sono leve até o profundo, também conhecido como sono de ondas lentas, com a expressão do sono REM, associado aos sonhos, e seu desfecho no final dos ciclos com o momento denominado despertar, também chamado de precoce ou adequado. Durante toda a noite, o sono do adulto é bioquimicamente modulado por neurotransmissores distintos: para simplificar a análise do cérebro adormecido, o professor William Dement no seu livro *The promise of sleep*, escrito em 2000, descreveu o sono como um trem composto por cinco vagões, onde cada vagão corresponde a um período de ciclo de sono completo, e que somados sono NREM e sono REM encontra-se a duração de cada ciclo em torno de 90 minutos. Os três vagões, nas primeiras horas da noite, são sustentados pelo ácido gama-aminobutírico (GABA) e apoiam a propensão ao sono profundo, ou seja, sono reparador composto no sono de ondas lentas, enquanto os últimos dois vagões estão ligados à ativação por substâncias e neurotransmissores, incluindo cortisol e acetilcolina, assim como pode ocorrer a presença de noradrenalina, justificando o sono com sonhos recorrentes observados em situações de estresse pós-traumático.[1] No final dos ciclos de sono, observa-se a preparação do sistema nervoso central para nosso despertar matutino.[4,5]

Há 20 anos, temos a tecnologia ao nosso favor, porém o tempo de uso de tela tem que ser controlado, ou seja, devemos aprender a usar o tempo em nosso benefício. O uso de celulares na última década tornou-se fundamental no cotidiano, também trouxe um modelo comportamental problemático, mostrando-se um espelho para gatilho de comportamentos compulsivos nos viciados em tecnologia, e provocando problemas com comportamentos adictos em várias faixas etárias. Em um estudo realizado por Sohn et al.,[6] com mais de 1.000 adultos jovens, identificou-se uma prevalência de comportamento compulsivo no uso de celular em torno de 40% dos indivíduos. Esses também relataram piora do padrão de sono, e aqueles que tinham comportamento compulsivo tiveram mais queixas de sono. O uso de tela e a eficiência do sono estão intimamente relacionados. O sono, quando protegido, pode corresponder-se diretamente ao indivíduo com comportamentos mais controlados referente ao seu uso de tela.

Ontogênese do sono

A ontogênese do sono, ou seja, a origem do sono e a função dele, trata das características do funcionamento cerebral, notavelmente preservadas nos mamíferos com papel central no desenvolvimento do cérebro humano desde o início da vida. De acordo com Frank e Heller,[7] há evidências sobre a maturação do sono e a dinâmica anatômica do cérebro sugerindo programas de desenvolvimento semelhantes. O sono e a ontogênese do sistema nervoso central estão intimamente ligados, e o sono exerce um papel fundamental na maturação e plasticidade cerebral. Três teorias principais sobre o papel do sono no desenvolvimento do cérebro são possivelmente concomitantes: (1) a hipótese ontogenética, segundo a qual o sono REM é uma fonte de atividade neural endógena necessária para a maturação do cérebro; (2) a hipótese de consolidação, que define o sono como uma forma de consolidação da experiência, surgindo especialmente durante o período de desenvolvimento; (3) a hipótese da homeostase sináptica, que enfatiza ser a principal função do sono reduzir sinapses, preservando e fortalecendo um subconjunto de especializações hemisféricas.[8]

Todas as três hipóteses concordam sobre a importância do sono na modulação da morfologia e da atividade cerebral. Assim, a avaliação do sono, tanto em nível comportamental quanto em níveis eletroencefalográficos, pode ser adotada difusamente como um método não invasivo biomarcador de desenvolvimento cerebral em todas as faixas etárias, particularmente em recém-nascidos, crianças e adolescentes.

Porque sentimos sono, logo dormimos

A busca do sono ideal deve fazer parte da vida cotidiana. Esse sono é individual e único. Os relatos de diminuição de tempo de sono para aumentar o tempo de vigília são vastos. Fazer as pazes com o próprio sono e convidá-lo para fazer parte da nossa noite, são comportamentos que exigem sacrifícios e processos psicoeducativos para todas as faixas etárias, particularmente para os adolescentes. O objetivo de uma noite bem dormida passa desde um sono reparador, assim como pela restauração de processos cognitivos que aprendemos durante o dia. A importância de dormir passa pela importância dos sonhos.

De acordo com Sigmund Freud[9] (1856-1939), em 1920: "Para ocupar-se com sonhos, (...) carrega-se consigo a mácula (visão com detalhes) do não científico e desperta a suspeita de inclinações pessoais para o misticismo". Além disso, Freud escreve sobre os sonhos e descreve:

"Para os gregos e orientais, às vezes era impensável empreender um acampamento sem o intérprete dos sonhos." William Dement[10] (1928-2020), considerado o pai do sono REM associado aos sonhos (Dement e Kleitman,1957),[11] assim como a frase "Durante o sono REM podemos ter alucinações como sonhos, todos somos esquizofrênicos durante o sono", descreveu em *The promise of sleep* que o conceito de uma ativa motivada mente inconsciente pode ser atribuído a Sigmund Freud. William Dement também postulou que o conteúdo dos sonhos tem relação com o conteúdo da experiência consciente que é influenciada extensamente e determinada por uma mente inconsciente. Memórias são estocadas no sistema nervoso central, com esse raciocínio, pode-se pensar que memórias são resgatadas no sonho pelo mesmo mecanismo das memórias da vigília.

De acordo com Tribl et al., experiências da vida real refletem no contexto do sono,[12] e os sonhos têm uma constituição determinada culturalmente. Existem nove teses sobre sonhos postuladas pelos egípcios do Egito Antigo:

1. Sonhos são um fenômeno real que se diferem entre acordar de uma consciência desperta e acordar de uma consciência onírica.
2. Importância cósmica e social-histórica.
3. *Insight* sobre sentido da vida.
4. Comparação ente morte e sono em textos nas pirâmides.
5. Visão meditativa ocorre predominantemente durante a noite.
6. Acordar da consciência do sonho pode representar vida após morte.
7. Ciclo sono-vigília participa de regeneração cósmica, e uma regeneração fisiológica acontece durante o sono, assim como psicológica e mental durante o sonho.
8. Uma cultura de continuação da realidade do binômio sonho-despertar.
9. Uma egiptomania levando ao pensamento intencional sobre consciência no sonho.

Ainda existe uma discussão sobre os sonhos lúcidos, que geram assuntos sobre capitalização de pensamento, no sentido de controlarmos nossa atividade cognitiva também quando estamos dormindo. O estudo do sonho deve ser estimulado com o objetivo de coletar sonhos, de maneira livre, o inesperado, o desconhecido, as coisas que talvez nunca poderíamos ter sido capazes de produzir algumas vezes. Talvez para treinamentos de atletas, a interação "lúcida" pode ser útil. Mas para entender o que os sonhos têm a mostrar sobre a vida, pode ser melhor deixar aparecer tudo possível, o mais possível, mesclando com o nosso íntimo. Convidar nossos adolescentes para descobrirem seus sonhos, também dormindo, pode ser gratificante bilateralmente.

Conclusão

A adolescência representa uma superação de etapas na infância para descobertas de padrões comportamentais da fase adulta. É urgente o importante pensamento de reconstruir o conceito da adolescência como um período crítico para um período frutífero com horizontes abertos e interativos. A participação dos adolescentes nos vários espaços da sociedade, com direitos e responsabilidades, é fundamental e inspiradora. A adolescência é um período longo que possui exigências particulares acadêmicas com estudos e reflexões próprias dessa faixa etária, que gera alguma dependência de observação familiar. As diferenças entre os contextos familiares podem ser determinantes sobre alguns comportamentos observados nos adolescentes. A adolescência também é um período da vida em que os privilégios começam a diferenciar nossa individualidade. Discutir medidas e fórmulas para gerar mais oportunidades igualitárias entre nossos jovens pode ser fundamental para estimular o acolhimento da adolescência e o sono com qualidade, assim como estabelecer melhores procedimentos e intervenções para a população adolescente.

Referências bibliográficas

1. Poe GR. Sleep is for forgetting. J Neurosci. 2017,18;37(3):464-473.
2. Hawking S. O universo numa casca de noz. Trad. Cássio de Arrantes Leite. Rio de Janeiro: Intrínseca, 2016.
3. Zaidman LB. Os gregos e seus deuses. São Paulo: Loyola, 2010.
4. Vanini G. Sleep Deprivation and Recovery Sleep Prior to a Noxious Inflammatory Insult Influence Characteristics and Duration of Pain. Sleep. 2016;39(1):133-142.
5. Jones JJ, Kirschen GW, Kancharla S, Hale L. Association between late-night tweeting and next-day game performance among professional basketball players. Sleep Health. 2019;5(1):68-71.
6. Sohn SY, Krasnoff L, Rees P, Kalk NJ, Carter B. The association between smartphone addiction and sleep: A UK cross-sectional study of young adults. Front Psychiatry. 2021;12:629407.
7. Frank MG, Heller HC. The ontogeny of mammalian sleep: a reappraisal of alternative hypotheses. J Sleep Res. 2003;12(1):25-34.
8. Frank MG. The Ontogenesis of Mammalian Sleep: Form and Function. Curr Sleep Med Rep. 2020;6(4):267-279.
9. Freud S. A general introduction to psychoanalysis. New York: Perma Giants, 1920.
10. Dement WC, Vaughn C. The promise of sleep: A pioneer in sleep medicine explores the vital connection between health, happiness, and a good night's sleep. Paperback, 2000.
11. Dement W, Kleitman N. Cyclic variations in EEG during sleep and their relation to eye movements, body motility, and dreaming. Electroencephalogr Clin Neurophysiol. 1957;9(4):673-690.
12. Tribl GG, Beuerle F, Trindade MC, Lorenzi-Filho GF, Pires J, Barbosa ER, Schredl M. Dream reflecting cultural contexts: comparing Brazilian and German diary dreams and most recent Dreams. Int J Dream Res. 2018,2:160-171.

capítulo 3

Sono: uma jornada fantástica ao longo das noites

Rosana Cardoso Alves
Maria Cecilia Lopes

Este capítulo tem o objetivo de abordar o desenvolvimento do sono em todas as faixas etárias e a interação entre os indivíduos de uma mesma família. Muitos eventos acontecem ao longo da noite, e nosso sono está relacionado ao nosso desempenho durante o dia.

O sono, geralmente, representa o momento de repouso do corpo associado às atividades cerebrais que se modificam de acordo com a faixa etária. Frequentemente, existem várias faixas etárias no mesmo ambiente familiar, cada uma com suas particularidades definindo uma condição denominada ecosono, na qual filhos, pais, irmãos e avós coabitam o mesmo ambiente. Sono na adolescência necessita de observação, e isso aumenta os desafios nas famílias.

A adolescência é um período de transição que une o período da pré-puberdade em que ocorre um temporal de eventos associados e as ondas de estresse, ambos citados pela primeira vez por Granville Stanley Hall,[1] em 1904. O psicólogo descreveu esse período como característico de *tempestade e estresse* (*storm and stress*) até o período da puberdade tardia, sendo observado um fenômeno de adolescência estendida, que identifica indivíduos dos 19 aos seus 24 anos. Durante o final de 1800, as mudanças nas leis do trabalho infantil e o impulso pela educação universal para menores de 16 anos começaram a influenciar a perspectiva da sociedade sobre quando a idade adulta começou. G. Stanley Hall, o primeiro presidente da American Psychological Association (APA), é creditado com a moderna "descoberta" da adolescência, definindo-a como um novo estágio de desenvolvimento criado por mudanças sociais em que as crianças crescem, se transformam em adultos. Essa descrição refere-se aos três principais dilemas: conflitos com os pais, oscilações de humor e comportamentos de risco. Hall descreveu a adolescência como um tempo de "tempestade e estresse", atribuindo a essa fase da vida a duração dos 14 aos 24 anos.[1]

O desenvolvimento da idade passa por alterações hormonais, caracterizando o período da puberdade com modificações somáticas e comportamentais, como expressão do atraso do início da fase do sono e sono insuficiente, com consequências importantes na vida do adolescente. Nessa fase do desenvolvimento, pode-se dizer que o padrão de sono é um resultado de uma "tempestade perfeita": a combinação de condições comportamentais (psicológicas, sociais e culturais) e biológicas que predispõem ao atraso de fase e consequente privação de sono crônica. É importante destacar que padrões de sono saudáveis na adolescência estão associados ao menor risco de obesidade, bem-estar psicológico, melhor funcionamento cognitivo e menos comportamentos de risco.

O sono saudável dos adolescentes

O sono é importante e talvez uma das principais manifestações fisiológicas. Ele possui várias funções, e uma delas diz respeito à coincidência entre o sono e certas atividades orgânicas, como a secreção de vários hormônios em mamíferos. O sono não é responsável pela produção desses hormônios, mas, sem dúvida, as modifica todas as noites, atuando como facilitador dos processos de produção de alguns deles. O hormônio do crescimento (GH) aumenta caracteristicamente durante os estágios mais profundos do sono e é secretado de forma rítmica pela hipófise a cada 2 horas. A melatonina, um hormônio secretado pela glândula pineal no início do período escuro, é sincronizadora do ritmo sono-vigília e de vários ritmos biológicos, como a temperatura corporal. Os valores do hormônio liberador da corticotrofina (CRH), do hormônio adrenocorticotrófico (ACTH) e do cortisol apresentam alterações cíclicas durante as 24 horas, e, quando uma pessoa desorganiza seus hábitos de sono, pode haver uma modificação correspondente neles.[2]

O sono representa um estado comportamental reversível de desligamento da percepção do ambiente e com modificação do nível de consciência e da responsividade a estímulos internos e externos. Trata-se de um processo ativo envolvendo múltiplos e complexos mecanismos fisiológicos e comportamentais simultaneamente em vários sistemas e regiões do sistema nervoso central (SNC). O sono está relacionado a processos de desenvolvimento e maturação do SNC nos primeiros anos de vida, a funções homeostáticas, tais como conservação de energia, à reposição de neurotransmissores, à remodelagem de sinapses e receptores do SNC, à modulação de sensibilidade de receptores no SNC e também a processos de consolidação de memória.

Os estágios de sono ocorrem de uma maneira cíclica durante a noite (ciclos ultradianos), sendo que o sono delta predomina no terço inicial da noite e o sono REM, na segunda metade. Sono NREM e REM se repetem a cada 70 a 110 minutos com 4 a 6 ciclos por noite em um adulto jovem. A distribuição dos estágios de sono durante a noite pode ser alterada por vários fatores como: idade, história prévia de sono, temperatura do ambiente, ingestão de drogas e doenças clínicas.

Os ciclos de sono do recém-nascido têm duração de cerca de 60 minutos, ou seja, são mais curtos do que no adulto (que são de cerca de 90 minutos). Dos 2 aos 6 anos, ocorre uma diminuição do sono REM e um aumento do sono NREM, aumento da latência de sono REM e os ciclos passam a durar cerca de 90 minutos. O padrão de sono no primeiro ano de vida está relacionado à maturação acelerada do sistema nervoso que ocorre nessa fase. O recém-nascido dorme cerca de 16 a 18 horas (no total das 24 horas) e acorda a cada 3 a 4 horas. Com poucos dias de vida, os bebês passam a dormir mais a noite do que durante o dia. Por volta dos 2 meses, metade dos bebês já consegue dormir 5 horas durante a noite, dando aos familiares uma chance para retornarem a um ritmo normal de sono. Com 6 meses, o bebê já dorme cerca de 14 horas, e então o número de horas vai diminuindo progressivamente, até chegar às 8 horas de sono de um adulto. Do ponto de vista polissonográfico, temos o surgimento dos fusos de sono entre 6 a 9 semanas de vida. No final do primeiro ano de vida, a maioria das crianças dorme a noite inteira e tira um cochilo longo pela manhã e um à tarde, portanto, um total de 12 a 14 horas de sono por dia.

De 1 ano até os 4 anos de vida, há uma crescente independência da criança. Aprender a pegar no sono sozinha e retornar ao sono rapidamente após acordar no meio da noite é muito importante. Como acontece com o andar, pois os primeiros passos também são instáveis. Dos 2 aos 6 anos, ocorre uma diminuição dos cochilos diurnos. No período pré-escolar, temos uma hiperatividade motora, e, por vezes, cognitiva, que coincide com estabilidade do sono, que antecede o período peripuberal, quando temos uma instabilidade do sono associada às mudanças de humor, que podem persistir na adolescência.

No período da adolescência, ocorre grande crescimento e desenvolvimento corpóreo, e há estudos mostrando que adolescentes precisam dormir cerca de 1 hora a mais por noite do que nos anos anteriores. Assim, o sono é particularmente importante durante a adolescência, já que este é um período de maior maturação cerebral. Sabemos que boa parte dos adolescentes não dorme o suficiente, especialmente durante a semana escolar. De acordo com um relatório de 2006, da National Sleep Federation, apenas 20% dos adolescentes relatam dormir 9 horas, e quase metade relata dormir menos do que 8 horas nas noites escolares.

Os mecanismos da jornada do sono

São identificados no sono dois estados comportamentais, o sono sincronizado ou NREM e o sono dessincronizado ou REM. Atualmente, sabe-se que diversas áreas do tronco cerebral estão envolvidas no controle dos estados de vigília, sono NREM e REM. Essas estruturas do SNC são moduladas pelo núcleo supraquiasmático (NSQ) localizado no hipotálamo anterior que funciona em conjunto com a glândula pineal (que secreta melatonina) como um oscilador determinando a ocorrência de altos e baixos, incluindo o sono, dentro do período de 24 horas.

O sono varia nos animais, em geral, de acordo com a idade evolucionária, maturação cerebral, tamanho do corpo e *status* de presa ou predador. Estados comportamentais compatíveis com sono REM e NREM são identificáveis em fetos humanos. As características qualitativas de sono e vigília (presença de NREM e REM) são semelhantes em todos os mamíferos, demonstrando que a perpetuação do sono durante a seleção natural e a evolução desde o período Cretáceo tem uma função na preservação da espécie. Por outro lado, as características quantitativas (duração do sono, duração dos ciclos REM e NREM) do sono são amplamente variadas entre as diferentes espécies, sendo sugestivo de um mecanismo adaptação evolutiva específica para cada espécie em função do tamanho do cérebro, do metabolismo basal e do peso/superfície corpórea.

O sono não REM caracteriza-se por atividade elétrica cerebral síncrona com elementos próprios como fusos do sono, complexos K e ondas lentas de grande amplitude, e é dividido em estágios. Os estágios 1, 2 e 3 representam progressivamente a profundidade do sono. Ocorre também uma diminuição da atividade do sistema nervoso autônomo (SNA) simpático e um aumento do no tônus parassimpático a níveis mais altos do que durante a vigília, sendo que diversas variáveis fisiológicas (ex: freqüência cardíaca e respiratória, pressão arterial, débito cardíaco, tamanho da pupila) permanecem em um mínimo estável sem variações abruptas.

O sono REM caracteriza-se pela dessincronização eletroencefalográfica (EEG com atividade de baixa amplitude na faixa de 4 a 7,5 Hz), episódios de movimentos oculares rápidos, abalos musculares breves de membros e atonia muscular tornando a musculatura esquelética paralisada. Ocorre uma instabilidade do SNA simpático, com variações da frequência cardíaca (braditaquicardia) e respiratória, pressão arterial, débito cardíaco, fluxo sanguíneo coronariano, cerebral e tamanho pupilar e ereções penianas. O tônus do SNA parassimpático é essencialmente o mesmo do sono NREM. Além disso, cerca de 80% dos indivíduos quando despertados dessa fase de sono relatam estar sonhando, indicando atividade mental.

O NSQ hipotalâmico funciona como um relógio biológico alinhando o ciclo sono-vigília e a temperatura corpórea com o ciclo dia-noite. O sono se inicia 5 a 6 horas antes da temperatura mínima e persiste por todo o período de queda da temperatura para terminar de 1 a 2 horas depois da temperatura mínima. Quando ocorre uma alteração cronofisiológica no indivíduo, podemos observar a presença de transtorno do ritmo circadiano. O aspecto mais importante é o desalinhamento do período de sono com o padrão vigília-sono desejado ou imposto socialmente, contrariando o alinhamento do ciclo circadiano.[3]

Vários estudos sugerem um modelo de neurotrasmissores envolvidos no ciclo sono-vigília, que abrange os sistemas aminérgico, colinérgico e histaminérgico. Durante a vigília, os três sistemas estão ativos. O aminérgico é mais ativo do que o histaminérgico, e o colinérgico ocorre durante o sono NREM e também apresenta um nível de atividade diferente daquela em vigília. Durante o sono REM, há aumento da neurotransmissão colinérgica (ponte cerebral) acima do nível de vigília e a neurotransmissão com atividade dos sistemas aminérgico (noradrenalina e serotonina do *locus coeruleus* e rafe) e histaminérgico é mínima.

O hipotálamo é muito importante no ciclo sono-vigília: o hipotálamo anterior (núcleos gabaérgicos e núcleos supraquiasmáticos), o hipotálamo posterior (núcleo tuberomamilar histaminérgico) e o hipotálamo lateral (sistema hipocretinas). O sistema gabaérgico inibitório do núcleo pré-óptico ventrolateral (VLPO) do hipotálamo anterior é responsável pelo início e pela manutenção do sono NREM. Os NSQs do hipotálamo anterior são responsáveis pelo ritmo circadiano do ciclo sono-vigília. Os núcleos aminérgicos, histaminérgicos, as hipocretinas e núcleos colinérgicos do prosencéfalo basal apresentam-se ativos durante a vigília, inibindo o núcleo pré-óptico ventrolateral, promovendo a vigília. O processo de inibição-estimulação é a base do modelo da interação recíproca entre os grupos de células *wake-off/sleep-on* e células *wake-off-sleep-on* reguladores do ciclo sono-vigília. O modelo da interação recíproca também se aplica aos núcleos colinérgicos (células REM-*on*) e aminérgicos (células REM-*off*) do tronco cerebral no controle temporal do sono REM-NREM.[4]

Os núcleos colinérgicos pontinos laterodorsais, o tegmento pedúnculo-pontino e o núcleo colinérgico do prosencéfalo basal fazem conexões excitatórias nos núcleos reticulares talâmicos, projeções talamolímbicas (córtex e amígdala) e projeções corticais diretas e estão sob o controle inibitório do sistema núcleo da rafe (NDR) e *locus coeruleus* (LC). Essas projeções colinérgicas talamocorticais e talamolímbicas são fundamentais para a dessincronização eletroencefalográfica durante a vigília e para dessincronização eletroencefalográfica durante o sono REM. Em contraste com a atividade aminérgica, que é ausente no sono REM, a atividade colinérgica dos núcleos pontinos laterodorsais, tegumento pedúnculo-pontino e do prosencéfalo basal é máxima durante o sono REM e vigília, sendo mínima ou ausente durante o sono NREM. Há uma diferença entre a dessincronização do EEG no REM e na vigília. Durante o sono REM, os sistemas aminérgicos não estão ativos e a ativação colinérgica ativa o córtex diretamente. Na vigília, os sistemas aminérgicos, dopaminérgicos, hipocretinas e colinérgicos estão ativos (modulação aminérgica cortical). Durante a vigília, o sistema aminérgico REM-*off*, que está tonicamente ativado, gerando dessincronização do EEG, inibe o sistema colinérgico REM-*on*, suprimindo o sono REM. Durante o sono REM, as células aminérgicas REM-*off* silenciam e o sistema colinérgico liberado das influências inibitórias atinge o seu máximo. Neurônios da área ventral tegmentar mesencefálica recebe sinapses excitatórias das células hipocretinérgicas do hipotálamo lateral que, somadas com a atividade excitatória dos sistemas aminérgico, colinérgico e hipocretinas, promovem a dessincronização do EEG da vigília.

Os neurônios inibitórios gabaérgicos e galaninérgicos do núcleo pré-óptico ventrolateral do hipotálamo anterior (VLPO) ativam-se exclusivamente durante o sono NREM e REM (*sleep on*). O VLPO está relacionado ao sono de ondas lentas (SOL) e lesões anatômicas reduzem a quantidade de SOL. As células do VLPO projetam-se diretamente para os núcleos tubero-mamilares (NTM), NDR, LC, para os núcleos colinérgicos pontinos laterodorsais e tegumento pedúnculo-pontino e para o sistema hipocretinas, produzindo inibição desses núcleos excitatórios promotores da vigília. Esse modelo pressupõe que sono ou vigília se manteriam estáveis enquanto um dos componentes do equilíbrio se mantivesse suficientemente ativado.[2,4]

Os NSQs são estruturas anatômicas localizadas no hipotálamo anterior acima do quiasma óptico. Os NSQs representam o relógio biológico capaz de gerar um ritmo endógeno próprio passível de sincronização a partir de sinais sincronizadores internos ou da luz ambiente. A relação funcional do NSQ com o hipotálamo lateral (hipocretinas) é excitatória. Já a adenosina é um produto do metabolismo energético celular neuronal, acumulando-se na fenda sináptica durante a vigília e atuando localmente de forma inibitória. Estudos recentes confirmam que as células do prosencéfalo basal são a região onde ocorre o maior acúmulo local de adenosina durante a vigília e privação de sono. Portanto, o prosencéfalo basal é considerado como o homeostato do sono. A ação inibitória local da adenosina ocorre em autorreceptores específicos adenosina-1 das células colinérgicas do prosencéfalo basal. A redução da atividade dessas células colinérgicas desinibe as células gabaérgicas do VLPO ao mesmo tempo em que deixam de estimular o sistema hipocretinas, dando início ao sono NREM ao final do período de atividade ou vigília.

Quanto à melatonina, ela foi isolada e caracterizada como um hormônio produzido pela glândula pineal no final da década de 50. A partir disso, centenas de estudos trataram das funções da pineal e da melatonina, que surpreendentemente parece agir em praticamente todos os sistemas fisiológicos. Por ser sintetizada e secretada apenas durante o período escuro, funciona como um sinalizador, para o meio interno, do dia e da noite. A produção de melatonina diminui com o envelhecimento. O padrão de sono humano é regulado também pela secreção de melatonina. No adolescente, quanto mais velho, mais tarde ocorre essa secreção, enquanto no adolescente mais novo isso acontece antes. Ainda não é claro se o período circadiano intrínseco se torna mais longo com o desenvolvimento, porém sabe-se que ele não se associa aos estados de maturação sexual de Tanner. A sensibilidade do marca-passo circadiano também muda nessa fase: o aumento da sensibilidade à luz durante a noite auxilia no atraso de fase.

O comportamento do sono nos adolescentes

O sono é um comportamento central nos adolescentes, consumindo pelo menos um terço ou mais de cada dia. Durante a adolescência, temos mudanças em todos os comportamentos incluindo a fisiologia do sono. A atividade cerebral durante o sono pode fornecer uma janela única para a maturação cortical do adolescente e complementar as medidas de vigília. O sono apoia ativamente o funcionamento cognitivo de vigília na adolescência. Assim, há grande importância de se compreender as consequências da privação de sono e também de suas alterações no adolescente com o cérebro em desenvolvimento.

A adolescência é um período de maior independência e surgimento de novos padrões sociais, que afetam o comportamento: o sono não é exceção. Impulsionada em parte por essa autonomia recém-adquirida, combinada com atrasos no sistema de tempo circadiano e mudanças no sistema homeostático de regulação do sono que proporcionam maior tolerância à pressão do sono N3, as horas de dormir tornam-se mais tarde a cada ano que passa durante a adolescência. Os horários de subida, por outro lado, são mais frequentemente determinados pelos horários de início da escola e, portanto, permanecem inalterados ou mudam mais cedo.

Além das mudanças de desenvolvimento que ocorrem nos ritmos circadianos e na homeostase do sono durante o desenvolvimento, mudanças maturacionais claras são observadas na fisiologia oscilatória descrita anteriomente. Essas trajetórias são provavelmente impulsionadas por modificações maturacionais na anatomia do cérebro durante esse período. A mudança mais marcante no EEG do sono é uma redução acentuada na amplitude do EEG e no poder do sinal do EEG do sono, que ocorre mais cedo nas meninas do que nos meninos e está em parte ligada à maturação puberal. Essa redução no poder do EEG de até 40% da pré à pós-puberdade é observada nas frequências do EEG, tanto nos estados de vigília quanto nos estados de sono. Essa redução é provavelmente impulsionada por declínios significativos na substância cinzenta cortical que ocorrem durante a adolescência. O suporte direto para essa associação vem de um estudo que mediu tanto a massa cinzenta (por ressonância magnética) quanto o poder do EEG do sono em participantes de 8 a 19 anos e encontrou correlações entre essas medidas em um ampla gama de regiões corticais. Além disso, ambas as medidas manifestaram um declínio dependente da idade, apoiando ainda mais a hipótese de que o declínio no poder do EEG do sono é impulsionado por reduções no volume de massa cinzenta. Um estudo separado que usou EEG de alta densidade para medir a atividade cortical em um grande número de regiões corticais encontrou uma progressão de desenvolvimento da atividade máxima de ondas lentas do sono (potência espectral do EEG do sono entre 0,6 a 4,6 Hz) de regiões corticais posteriores para anteriores. Essa progressão é semelhante às observações de estudos longitudinais de ressonância magnética em relação ao volume máximo regional de substância cinzenta cortical.[5]

Outra mudança de desenvolvimento manifestada no cérebro adolescente é um aumento no volume da substância branca. Embora faltem evidências diretas de uma associação entre o volume da substância branca e as medidas do EEG do sono, uma medida de conectividade do EEG — coerência do EEG do sono — mostrou um aumento linear em um estudo de adolescentes semelhante a alterações no volume de substância branca de adolescentes. O declínio no poder do EEG do sono, é encontrado em frequências e estados de sono, indicando um substrato anatômico. Além disso, a frequência espectral de pico dos fusos do sono também mostra um aumento linear ao longo da adolescência.

Estudos nos Estados Unidos demonstraram que os adolescentes perdem cerca de 90 minutos de sono a cada noite escolar da 6ª série (cerca de 11 a 12 anos) à 12ª série (cerca de 17 a 18 anos). Com ambas as abordagens, o tempo médio total de sono noturno para os adolescentes mais jovens foi de cerca de 8,4 horas e, aproximadamente, de 6,9 horas nos alunos do ensino médio. Um relatório mais recente do Center for Disease Control (CDC), usando dados do *Youth Behavior Risk Surveillance Data* (N = 50.370 alunos dos Estados Unidos), descobriu que dois terços dos alunos do 9º ao 12º ano relataram 7 horas ou menos de sono nas noites de escola.[6] As tendências são semelhantes em outros países e as circunstâncias parecem piores para os adolescentes que vivem no Sudeste Asiático. Yang et al.[6] descreveram que no Sudeste Asiático a hora de dormir relatada pelos adolescentes era progressivamente mais tarde, comparando com os Estados Unidos, desde a 5ª/6ª série (22h42 ± 78 m) até o ensino médio (12h54 ± 84 m) e que o tempo total de sono noturno para as noites escolares foi de quase 3 horas a menos nos adolescentes mais velhos *vs.* mais jovens: 8 horas e 18 minutos *vs.* 5 horas e 24 minutos, um tempo muito mais curto no ensino médio do que o observado nos Estados Unidos.[6]

Apesar da diminuição do tempo de sono, estudos sugerem que a "necessidade" de sono por si só não sofre mudanças drásticas durante a adolescência. Um estudo longitudinal inicial, acompanhando adolescentes anualmente de 10 a 12 até 15 a 18 anos, descobriu que, quando fornecidas 10 horas de oportunidade de sono, os adolescentes dormiam uma média de aproximadamente 9,25 horas, independentemente da idade ou estágio de maturação.

Outras evidências para a estabilidade da necessidade de sono vêm de fatores biológicos, consoante Ohayon et al.[5] Considerando a discrepância generalizada entre a necessidade de sono e o sono obtido para a maioria dos adolescentes, entender as consequências do sono insuficiente crônico é fundamental. Por exemplo, um estudo de laboratório no qual alunos do ensino médio dormiam em um horário escolar noturno autosselecionado descobriu que durante uma oportunidade de cochilo matinal (8 horas e 30 minutos), os participantes caíram adormecidos em aproximadamente 5 minutos, quase metade do tempo que os mesmos participantes levaram para adormecer no final do dia. Cerca de 50% da amostra adormeceu em menos de 2 minutos e entrou diretamente no sono REM. Esse estudo indica que esses alunos do ensino médio podem, de fato, sofrer de sonolência patológica durante o início do dia letivo, talvez como resultado de um atraso simultâneo em seus ritmos circadianos e da redução da oportunidade de sono por horários de início da escola mais cedo. Assim, começar o dia letivo com sono e despreparado para os desafios cognitivos e sociais da adolescência é cotidiano de muitos adolescentes.[6]

Um estudo longitudinal de 6 anos descobriu que, quando os pré-adolescentes (variando na idade inicial de 10 a 12 anos) foram autorizados a dormir até 10 horas, a quantidade média de sono foi de 9,2 horas, e esse tempo de sono não variou ao longo da fase puberal. Pesquisas adicionais na área relataram achados semelhantes. No entanto, na transição para a adolescência, descobriu-se que os adolescentes ficam acordados até mais tarde e dormem mais tarde pela manhã do que os pré-adolescentes. Embora pesquisas anteriores sugiram que os adolescentes podem compensar o sono perdido durante a semana nos finais de semana, isso pode não ser suficiente.

Os riscos da jornada fantástica do sono

Se os adolescentes vão dormir mais tarde, mas ainda precisam acordar mais cedo para a escola, eles podem estar acumulando um débito de sono, colocando-os em riscos potenciais de uma série de resultados negativos. Assim, diferentes facetas do "sono" podem ter um impacto único na saúde do adolescente, incluindo problemas de sono, duração do sono e padrões de sono. Problemas de sono referem-se a ter dificuldade em adormecer ou permanecer dormindo; duração do sono refere-se à duração do sono; e os padrões de sono referem-se aos horários em que os jovens dormem e acordam e a consistência desses padrões ao longo dos dias da semana e fins de semana.[8]

Há também muitas consequências adversas da duração inadequada do sono. Adolescentes que dormem menos são mais propensos a ter problemas acadêmicos. Tempo de sono curto, principalmente nas noites de dias escolares, também tem sido associado a níveis aumentados de humor depressivo, sonolência diurna e comportamento alterado do sono. Tem sido sugerido que a depressão pode levar a durações de sono curtas e horários de sono irregulares; e que a perda de sono pode, por sua vez, causar depressão, ilustrando a complexa natureza dessas relações. Além disso, há algumas evidências que sugerem que privação de sono pode estar associado ao aumento das taxas de uso de álcool entre os jovens (Figura 3.1).

Os padrões de sono, ou os horários em que os jovens dormem e acordam e a consistência desses padrões nos dias de semana/fins de semana, também podem influenciar os comportamentos de risco e depressão. Os jovens que têm um atraso maior no fim de semana (ou seja,

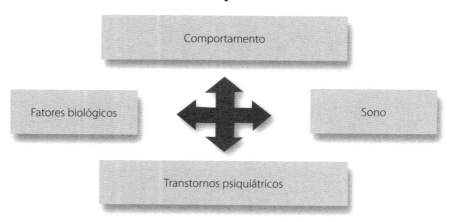

Figura 3.1 *Sono interfere no comportamento por fatores biológicos, que podem aumentar sintomas psiquiátricos tornando o adolescente mais vulnerável.*
Fonte: Desenvolvida pela autoria.

maior diferença entre a hora de dormir durante a semana e o fim de semana) têm maior probabilidade de se envolver em uso de tabaco, álcool e maconha. Dados de estudos populacionais dos Estados Unidos mostram que cerca de 30% das crianças em idade pré-escolar e entre 50% e 90% das crianças em idade escolar e os adolescentes não dormem tanto quanto podem precisar. O uso excessivo das telas é um provável contribuinte para a privação de sono. As telas estão presentes nos quartos de 75% das crianças e cerca de 60% dos adolescentes relatam ver ou interagir com telas antes de dormir.[9]

Associações significativas de queixas sobre sono e comportamentos de risco dos adolescentes têm sido descritas: comportamentos suicidas, tais como ideação suicida, pensamentos mórbidos,[10] assim como uso abusivo de substâncias foram tratados em várias pesquisas. Pesquisas anteriores indicaram que adolescentes envolvidos no uso de substâncias (p. ex., tabaco, álcool, maconha e outras drogas ilícitas) podem ter um risco até 3,2 vezes maior para problemas de sono, em comparação com adolescentes que não se envolvem em comportamentos de uso de substâncias.[11]

O tempo de tela e o uso de mídia por jovens e adolescentes em idade escolar estão negativamente associados à saúde do sono, principalmente por meio do atraso na hora de dormir e da redução da duração do sono. Os mecanismos potenciais subjacentes a essas associações observadas incluem: deslocamento de tempo (ou seja, o tempo gasto nas telas substitui o tempo que seria gasto fazendo outras coisas); estimulação ao alerta dependendo dos conteúdos de redes sociais e jogos e finalmente o efeito da luz emitida pelas telas no tempo circadiano, na fisiologia do sono e no estado de alerta.

Conclusão

Estudos futuros devem explorar os efeitos dos horários de trabalho dos pais, atividades extracurriculares e atividades sociais na relação entre transtornos de sono do adolescente e comportamentos de risco, pois essas atividades podem se combinar para criar ambientes propícios à negligência do sono, bem como explicar algumas diferenças na hora de dormir durante a semana e no fim de semana e dormir demais no fim de semana configurando um *jet lag* intencional. É importante conscientizar o adolescente sobre os hábitos de sono ao longo da adolescência até a idade adulta, pois os padrões de sono podem estar relacionados aos comportamentos de risco, assim como padrões de sono não saudáveis persistentes podem exacerbar o risco posterior de abuso e dependência de substâncias. Futuros estudos são necessários para explorar a associação temporal entre sono, comportamentos de risco e depressão e também explorar como a estrutura familiar pode moderar a relação entre sono e comportamentos de risco.

Referências bibliográficas

1. Jenni OG, Achermann P, Carskadon MA. Homeostatic sleep regulation in adolescents. Sleep. 2005;28(11):1446-1454.
2. Tononi G, Cirelli C. Sleep function and synaptic homeostasis. Sleep Med Rev. 2006;10(1):49-62.
3. Saper CB, Fuller PM. Wake-sleep circuitry: an overview. Curr Opin Neurobiol. 2017;44:186-192.
4. Laberge L, Petit D, Simard C, Vitaro F, Tremblay RE, Montplaisir J. Development of sleep patterns in early adolescence. J Sleep Res. 2001;10(1):59-67.

5. Ohayon MM, Carskadon MA, Guilleminault C, Vitiello MV. Meta-analysis of quantitative sleep parameters from childhood to old age in healthy individuals: developing normative sleep values across the human lifespan. Sleep. 2004;27(7):1255-1273.
6. Yang CK, Kim JK, Patel SR, Lee JH. Age-related changes in sleep/wake patterns among Korean teenagers. Pediatrics. 2005;115(1 Suppl):250-256.
7. Carskadon MA, Wolfson AR, Acebo C, Tzischinsky O, Seifer R. Adolescent sleep patterns, circadian timing, and sleepiness at a transition to early school days. Sleep. 1998;21(8):871-881.
8. Tarokh L, Saletin JM, Carskadon MA. Sleep in adolescence: Physiology, cognition and mental health. Neurosci Biobehav Rev. 2016;70:182-188.
9. Lopes MC, Boronat AC, Wang YP, Fu-I L. Sleep Complaints as Risk Factor for Suicidal Behavior in Severely Depressed Children and Adolescents. CNS Neurosci Ther. 2016;22(11):915-920.
10. Pasch KE, Laska MN, Lytle LA, Moe SG. Adolescent sleep, risk behaviors, and depressive symptoms: are they linked?. Am J Health Behav. 2010;34(2):237-248.

capítulo **4**

É normal acordar durante a noite?
Despertares noturnos e seus desafios

Maria Cecilia Lopes
Leticia Maria Santoro Franco Azevedo Soster
Maíra Medeiros Honorato Ferrari

Introdução

Por que o sono é importante para os adolescentes? A realidade é que ele é vital para pessoas de qualquer idade. Para os adolescentes, que estão em um profundo desenvolvimento mental, físico, social e emocional, o sono torna-se particularmente importante. Quando se desperta no meio da noite, pode-se interromper o sono no desempenho da sua função: restauração de processos cognitivos por meio de uma limpeza da saturação de sinapses amplamente utilizadas na vigília.[1] O sono dos adolescentes durante a pandemia por Covid-19 pode servir como exemplo tanto em relação à sua importância como em relação a algumas das suas funções. Nesse período, observou-se, com frequência, o desalinhamento do ritmo circadiano dos adolescentes quanto ao claro e ao escuro ambientais, promovendo sono diurno e vigília noturna, com aumento de queixas comportamentais associadas ao uso excessivo de redes sociais, aumento do uso de celular e tecnologias. Essa alteração do ritmo circadiano dos adolescentes e suas consequências sociais e cognitivas demonstram a necessidade do dormir para essa faixa etária.

A situação globalizada de privação parcial de sono em todas as faixas etárias – secundárias às pressões sociais por horários cedo de escola, à exposição luminosa intensa no período noturno e à falta de rotina – reforça a necessidade de linguagem específica para os adolescentes e todos os profissionais atuantes nessa faixa etária, que devem abordar a relação do sono com eletrônicos e de que maneira eles podem inferir no comportamento do adolescente.[2] Mudanças fisiológicas relacionadas às alterações hormonais marcam esse período do desenvolvimento. Neste capítulo, será abordado o tema fragmentação do sono e sonolência no período da adolescência, considerando aspectos referentes às patologias desse período e a importância do controle de hábitos e higiene do sono que influenciam nos despertares. O tratamento da insônia será discutido, bem como a importância da higiene do sono para adolescentes. Eventos motores como as parassonias do sono NREM que promovem o sono disrupto serão abordados posteriormente.

Insônia

Classicamente, a insônia é definida como dificuldade em iniciar o sono, mantê-lo ou despertar precoce, a despeito das condições adequadas para dormir. A definição clássica do International Classification of Sleep Disorders, ICSD versão 3, encontra-se no Quadro 4.1.[3]

Quadro 4.1 Conceito de distúrbio de insônia.
1. Queixa de insatisfação com a quantidade ou qualidade do sono, associada a um (ou mais) dos seguintes sintomas: dificuldade de iniciar o sono; dificuldade de manter o sono, caracterizado por frequentes despertares ou problemas em retornar a dormir após o despertar; despertar precoce pela manhã com dificuldade em retornar ao sono.
2. O distúrbio do sono causa, clinicamente, comprometimento no funcionamento social, ocupacional, educacional, acadêmico, comportamental ou em outra área importante.
3. A dificuldade de dormir ocorre, pelo menos, em três noites na semana.
4. A dificuldade em dormir está presente em, no mínimo, três meses.
5. A dificuldade em dormir ocorre a despeito de oportunidade adequada para o sono.
6. A insônia não é melhor explicada, ou não ocorre exclusivamente, durante o curso de outro distúrbio do sono (narcolepsia, distúrbio respiratório do sono, distúrbio do ritmo circadiano vigília-sono e parassonia).
7. A insônia não é atribuída aos efeitos fisiológicos de uma substância (como abuso de droga e medicamentos).
8. Transtorno mental coexistente e condições médicas não explicam a queixa predominante de insônia.

Fonte: Desenvolvido pela autoria.

A insônia, independentemente de sua etiologia, está associada a sintomas adversos físicos, mentais e emocionais, como alterações do humor, ansiedade, irritabilidade, dificuldade de concentração e memorização. Há formas didáticas de classificação de insônias, com critérios distintos:[4-5]

1. Com relação ao momento de aparecimento dos sintomas na noite:

    a) Insônia inicial: dificuldade para iniciar o sono.

    b) Insônia de manutenção: dificuldade em manter o sono. Com despertares durante a noite (de curta ou de longa duração).

2. Com relação ao tempo da condição:

    a) Aguda: duração menor do que 3 meses e geralmente surge como resposta a fatores estressores de natureza psicogênica, médica ou ambiental.

    b) Crônica: duração maior do que 3 meses, o que geralmente leva o paciente a procurar ajuda.

3. Com relação aos fatores etiopatogênicos:

    a) Sintomática: secundárias a um quadro específico (quando, p. ex., uso de medicações estimulantes em momentos inadequados e que dificultem o início do sono, associação com depressão, ansiedade generalizada, higiene do sono inadequada e enfermidades clínicas).

b) Primária (denominada distúrbio da insônia): o distúrbio crônico da insônia tem duração mínima de 3 meses; não é causado por nenhum outro transtorno mental, neurológico ou clínico; por outro distúrbio do sono; por uso de medicações; por abuso de substâncias; ou por uma higiene do sono inadequada facilmente identificável, que é o agente causal da insônia.

As definições de insônia e sua classificação são aplicáveis em qualquer faixa etária, embora em algumas idades haja fatores intrínsecos associados que também influenciam. Na adolescência, em especial, tem-se de considerar o atraso fisiológico na liberação de melatonina, associado à maior capacidade de resistência ao cansaço e a fatores sociais que naturalmente atrasam o horário de início do sono. Muitas vezes, os adolescentes são orientados a ir para cama mais cedo do que o horário em que naturalmente conseguiriam dormir. Isso pode levar a uma sensação de que estariam com dificuldade em adormecer, simulando quadro de insônia, porém não configuraria uma insônia verdadeira. Por outro lado, esse quadro pode também ensiná-los a permanecer acordados na cama, sem adormecer, mantendo-os estimulados, configurando, assim, fator de risco para insônia futura.

Tratamento da insônia

O tratamento da insônia é complexo. Há, entretanto, uma variedade de técnicas gerais que podem ser tentadas para se aliviar a insônia. Essas abordagens incluem melhora da higiene do sono (que é uma boa ideia para todas as pessoas), técnicas de relaxamento, controle de estímulos e técnicas cognitivas e comportamentais.

Melhora da higiene do sono

A boa higiene do sono tem como objetivo fazer todo o possível para se gerar um boa noite de sono. A higiene do sono é uma abordagem principalmente comportamental, como se evitar a cafeína ou estimulantes antes da hora de dormir. Um dos comportamentos mais importantes para o sono saudável é manter um horário regular. Isso ajuda a treinar o seu ciclo do sono, da mesma forma que correr todas as manhãs na mesma hora condiciona você a se preparar para o exercício naquele momento.[6]

Restrição luminosa no período noturno com subsequente exposição à luz ao acordar, particularmente de forma regular, são elementos úteis para a manutenção dessa regularidade.

Técnicas de relaxamento: *mindfulness*

O relaxamento tem sido usado há muito tempo na luta contra o despertar fisiológico e a desestabilização gerada pelo corpo. A técnica mais usada é chamada de treino de relaxamento muscular progressivo. Com este método, os insones tendem a relaxar de forma sistemática, primeiramente ao tensionarem e relaxarem os pés, e depois as pernas, as mãos e os braços, e assim por diante. Eles também se concentram em controlar a respiração e pensar em sensações agradáveis. Essa técnica pode ser muito eficiente para se estimular o sono no início da noite e para se voltar a dormir no meio da noite.

Controle de estímulos

Uma parte importante de se melhorar a chance de adormecer é abolir ao máximo as atividades e os pensamentos estimulantes antes de dormir. Manter aquilo que provoca ansiedade longe do pensamento antes de se tentar dormir pode parecer óbvio, mas é impressionante o quanto as pessoas se excitam, chateiam-se, tornam-se ansiosas ou zangadas antes de ir para a cama. Atividades contraproducentes como fazer a lição de casa, usar telas ou checar mensagens antes de ir para a cama são exemplos.

Técnicas cognitivas

As técnicas cognitivas que envolvem a mente em problemas simples e repetitivos são, há muito tempo, os principais meios de se combater a insônia. A atenção mental necessária para essas tarefas distrai a mente dos pensamentos que interferem no sono. Contar carneirinhos é um dos exemplos clássicos. Outro método que às vezes funciona para tirar a mente do assunto "dormir" é, paradoxalmente, ter como objetivo ficar acordado. Tentar permanecer acordado o tempo mais longo possível geralmente neutraliza o medo de não ser capaz de dormir. Ao fazer isso, os pacientes relaxam o suficiente para deixar o seu débito de sono tomar conta deles, e eles, então, adormecem.

Restrição do sono

Uma das abordagens eficazes contra a insônia é chamada de restrição do sono. Essa técnica é especialmente útil para pacientes que supervalorizam seus sintomas, têm uma percepção errônea do seu sono e não aceitam a possiblidade de que possam dormir normalmente. Depois de dormir apenas 4 horas, o paciente, no geral, sente-se cansado e sonolento. Adicionamos meia hora de sono a cada noite do paciente até que, 1 semana depois, ele consiga dormir um total de 7 horas e meia por noite. Essa técnica requer um alto grau de comprometimento por parte do paciente e não é adequada para todos.

A necessidade do uso de medicamentos para dormir

O maior desafio para o tratamento da insônia é a abordagem como um problema grave. Na atual sociedade desinformada, muitos profissionais de saúde e leigos consideram a insônia como um aborrecimento menos importante que um resfriado, e, quando o paciente tem uma reclamação mais frequente, trata-se com medicação. Como o principal mecanismo da insônia é o hiperalerta cortical, associado e perpetuado a fatores comportamentais, o tratamento padrão-ouro envolve a abordagem desses fatores. O uso de medicamento precisa ser contencioso e reservado a casos específicos. Há uma tendência ao uso indiscriminado de medicamentos para dormir, o que adia o adequado tratamento dessa condição que é com terapia cognitivo-comportamental.[6]

Despertares noturnos e índice de fragmentação do sono

Enquanto a insônia interfere na quantidade do sono, os despertares noturnos alteram a qualidade do sono, podendo ocorrer em qualquer fase de sono. Os despertares no sono NREM, de acordo com a American Academy of Sleep Medicine (AAMS),[7] são alterações abruptas de atividades no EEG com frequências rápidas (alfa/beta), e duração mínima de 3 segundos, desde que sejam precedidas por 10 segundos ou mais de qualquer estágio de sono estável.

No estágio REM, a marcação de despertares também é caracterizada por alteração abrupta de atividades rápidas no EEG, com duração maior que 3 segundos, precedida por 10 segundos ou mais de qualquer estágio de sono estável, porém requer o aumento concomitante do eletromiograma (EMG) do queixo com duração de, no mínimo, 1 segundo.[7] Em termos fisiológicos, há diferença nas condições que levam a maior alerta no que concerne à capacidade em retornar ao padrão de sono. Nesse aspecto, há três condições associadas à aceleração na frequência da atividade elétrica cerebral:

a) Estágio de vigília (ou estágio W, de acordo com a AAMS), com presença de ritmos teta e beta, além de ritmo alfa nas regiões posteriores.

b) Passagem de uma fase de sono para vigília, do inglês *awakening*, na qual a capacidade em retornar ao sono é menor. Esse parâmetro atualmente não é obrigatório no laudo de polissonografia da AAMS, embora já o tenha sido no passado.

c) Abrupta alteração na frequência da atividade elétrica cerebral, maior do que 3 segundos (precedida por pelo menos 10 segundos de sono), do inglês *arousal*, habitualmente relacionados.

Contabiliza-se o número de microdespertares (acima de 3 segundos), e dividindo-o pelo tempo total de sono, obtém-se o índice de microdespertares: esse índice é dos indicadores, ao exame polissonográfico, do grau de fragmentação do sono. Outro dado utilizado na avaliação da despertabilidade é a quantidade de vigília após o início do sono. Por vigília, entende-se uma época de 30 segundos com características de sono. Valores acima de 30 minutos ao exame de polissonografia significam uma quantidade de vigília aumentada em relação à média da população e adicionam informações sobre sono fragmentado.

Avaliação polissonográfica dos despertares

Depois que forem excluídas todas as causas de sono fragmentado ou encurtado mencionadas anteriormente, há ainda algumas causas possíveis que podem ser identificadas com assertividade apenas com a polissonografia, que verifica o índice de fragmentação do sono. Talvez a mais comum delas seja o transtorno do movimento periódico dos membros, que é muito frequentemente associado à síndrome das pernas inquietas.

A segunda causa é o ronco associado às apneias, nas quais a respiração para durante o sono e continua apenas quando o paciente acorda. O ronco pode ocorrer, mas geralmente não é proeminente. Algumas vezes, as apneias centrais e/ou obstrutivas acontecem juntas (apneia mista).

Um terceiro diagnóstico que pode apenas ser determinado com a polissonografia é a percepção inadequada do estado de sono. Do ponto de vista de um especialista, esta é uma condição muito interessante que ocorre em cerca de 5% dos casos de insônia. Ela é diagnosticada em pacientes que se queixam de insônia persistente, mas, quando testados, mostram sono completamente normal. A maioria dessas pessoas estima que dorme muito menos do que realmente o faz. O problema da percepção inadequada do estado de sono pode ser resolvido, algumas vezes, ao se persuadir o paciente de que seu sono é normal, independentemente do que ele pense.

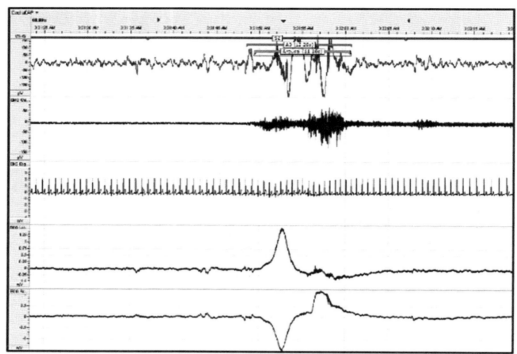

Figura 4.1 *Exemplo de fase A3 do padrão alternante cíclico (CAP, do inglês Cyclic Alternating Pattern) em 60 segundos no estágio 2 do sono NREM, também como despertar breve da Associação Americana de Distúrbios de Sono ASDA, 1992. Convém salientar a presença de atividade delta associada à intrusão de atividade rápida no eletroencefalograma típico evento de fragmentação do sono em crianças*
Fonte: Acervo da autoria.

Despertares noturnos e padrão alternante cíclico do sono NREM

Existe uma hierarquia da despertabilidade.[8] Durante a análise objetiva do sono, temos despertares classificados, assim como marcadores de instabilidade do sono como padrão alternante cíclico (CAP, do inglês *Cyclic Alternating Pattern*).[9-12] O CAP é um marcador de instabilidade do sono e tem expressão modulada ao longo de cada faixa etária.[13] Uma peculiaridade do CAP é a abrangência de componentes lentos fásicos, denominados eventos de fase A1 do CAP no eletroencefalograma.[14-16] Esses ritmos lentos fásicos não foram incluídos nos critérios internacionais de avaliação polissonográfica.[16] A expressão dessas atividades lentas tem sido descrita como resultante da modulação sináptica das redes neuronais intracorticais. A caracterização da origem, direção e velocidade de propagação da oscilação lenta pode oferecer valiosas informações sobre o estado geral do córtex cerebral quanto à excitabilidade, conectividade e atividade da rede neuronal local.[17] Os componentes de fase A2 e A3 do CAP, entretanto, incluem ritmos rápidos que interrompem a atividade EEG tônica de base. Em razão da capacidade de modificar um determinado estágio do sono, essas atividades são associadas à tendência de fragmentação ou à superficialização do sono.[18] O evento de despertar, incluído nas fases A2 e A3, pode ser evocado pela estimulação colinérgica mesopontina e pela estimulação do *locus coeruleus*.[16] No entanto, a grande parte dos despertares breves é gerada pela ativação de neurônios glutamatérgicos do núcleo reticular do tálamo.[18] Na Figura 4.1, as atividades rápidas e lentas compõem um evento de fragmentação do sono.[19]

Actigrafia

Consiste no registro de dados sobre sono e vigília em conjunto com diário do sono, contendo dados objetivos no período de 1 a 2 semanas. Este teste diagnóstico produz documentação dos longos períodos de vigília. É uma alternativa para adolescentes com insônia com um estado de má percepção do sono. Eles tendem a perceber o sono com menos tempo do que de fato dormem, e longos períodos de vigília podem ser objetivamente documentados. A actigrafia também pode confirmar que o adolescente está dormindo mais do que percebe, diminuindo a ansiedade. Ela tem efeito benéfico para os pais que não percebem claramente a gravidade da privação do sono, bem como superestimam ou subestimam a quantidade de tempo do sono dos seus filhos.

Questionários de preferência de fase de sono

Questionários de ritmo circadiano podem ajudar na avaliação do sono dos pacientes, porém sabe-se que são apenas "ferramentas" que medem algo de forma consistente, tornando obrigatórias etapas de validação para as decisões baseadas nas propriedades psicométricas de cada questionário.

Sonolência e despertares noturnos na adolescência

Sonolência é um sintoma cotidiano na adolescência, sendo um importante tema para analisar a interação entre humor e sono nessa faixa etária. Assim como a hiperdespertabilidade gera hipervigilância, e consequentemente altera o início do sono, pode também ser responsável por aumento do número de despertares e sono fragmentado durante a noite. A sonolência pode ser uma ferramenta diagnóstica (Figura 4.2) em adolescentes com transtorno de ritmo de sono ou transtornos psiquiátricos ou até mesmo uma ferramenta para identificar aqueles com má higiene do sono. As causas de excessiva sonolência na infância são: apneia do sono obstrutivo, parassonias, insônia, narcolepsia, atraso de fase do sono e síndrome de Kleine-Levin.

A narcolepsia deve sempre ser considerada no adolescente com significativa sonolência. Ela é caracterizada por uma vontade irresistível de dormir, configurando ataques do sono várias vezes ao dia, associados às experiências auditivas durante o sono ou alucinações visuais (alucinações hipnagógicas). Paciente com narcolepsia pode cair dormindo enquanto conversa, come ou até anda de bicicleta.

A experiência de paralisia do sono no dormir ou próxima ao despertar, bem como ataques de fraqueza muscular repentina, usualmente provocada por risada ou forte emoção (cataplexia), também podem ser observados. Esses ataques duram de alguns segundos até 30 minutos. A sonolência pode afetar o desempenho escolar nos narcolépticos, sendo esses sintomas confundidos com preguiça ou perda auditiva. Adolescentes com narcolepsia podem beneficiar-se de

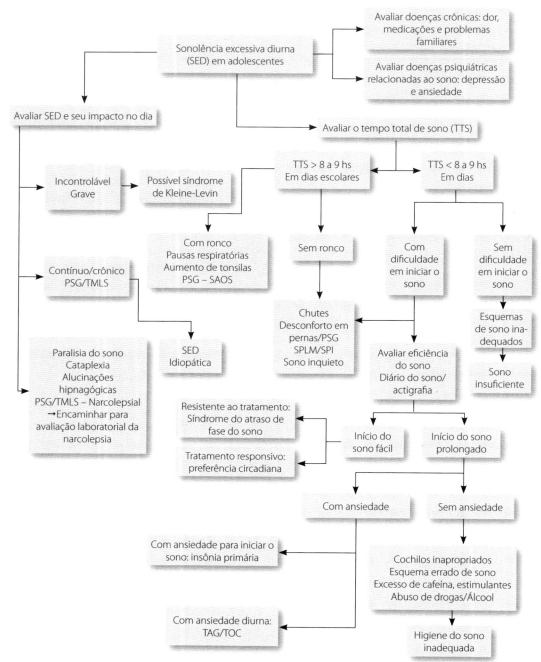

Figura 4.2 *Esquema de investigação da sonolência nos adolescentes.*
SPLM, síndrome de movimentos periódicos de membros inferiores (PLM, do inglês periodic leg moviment); SPI, síndrome de pernas inquietas; SAOS, síndrome de apneia obstrutiva do sono; PSG/TMLS, polissonografia/teste das múltiplas latências do sono; TAG, transtorno de ansiedade generalizada; TOC, transtorno obsessivo-compulsivo.
Fonte: Desenvolvida pela autoria com base em Lopes et al., 2019[20] e Bacelar et al., 2021[21].

horários regulares de sono e medicação psicoestimulante. Tentativas para tempo total de sono adequado são muitas vezes malsucedidas, a não ser que o adolescente seja motivado para mudança no estilo de vida e extensão do horário na cama, sobretudo nos finais de semana.[22] A cronoterapia pode ser eficaz no tratamento, pois reorienta adolescentes a dormirem com ajustes ao longo de vários dias.[23] Para manter o ajuste do modelo de sono, o adolescente é encorajado a permanecer estritamente acordado. Nesse tratamento, os pais devem supervisionar o adolescente constantemente para evitar que ele durma nos momentos impróprios.

Higiene do sono: o que fazer quando despertamos

De acordo com a vulnerabilidade para transtornos psiquiátricos próprios da faixa etária adolescente, a higiene do sono torna-se fundamental. Adolescentes, por serem indivíduos em desenvolvimento, experimentam diversas mudanças negativas no sono, como aumento da latência de sono e atraso do ritmo circadiano com horários mais tardios de início do sono, o que acarreta redução da duração do sono durante a semana e consequente aumento da sonolência diurna, além da insônia e do aumento dos despertares noturnos.

Higiene do sono refere-se a medidas ambientais e comportamentais modificáveis, realizadas com o objetivo de promover um sono de qualidade. Diversas práticas inadequadas em relação ao sono podem ser identificadas nos adolescentes, aumentando a chance do surgimento dos distúrbios do sono nesses indivíduos. Podemos citar o uso exagerado de eletrônicos e o aumento do consumo de cafeína à noite, levando ao aumento da latência do início do sono, horas de dormir tardias e diminuição da duração do sono, o que, por sua vez, resulta em aumento da sonolência diurna. Além disso, a falta de limites parental, particularmente em relação à hora de dormir e à frequência e intensidade do uso dos eletrônicos, também foi identificado.[24]

Uma boa higiene do sono tem sido moderada a fortemente relacionada à qualidade do sono, e intervenções de higiene do sono demonstraram melhorar a qualidade do sono e reduzir a sonolência diurna. Um estudo realizado com adolescentes com transtorno do déficit de atenção/hiperatividade (TDAH) sugeriu uma relação entre higiene do sono autorreferida e referida pelos pais e boa qualidade do sono, de efeito leve a moderado, respectivamente.[25] A higiene do sono foi associada à maioria dos parâmetros de sono, incluindo problemas para iniciar e manter o sono e distúrbios de sonolência excessiva.

Uma revisão sistemática avaliou e identificou forte evidência para recomendação das seguintes práticas de sono na população adolescente: manter rotina consistente na hora de dormir e evitar uso de eletrônicos no quarto ou antes de dormir; e evitar bebidas que contenham cafeína (como chocolate e refrigerantes) no final da tarde – esta última recomendação tem evidência de força moderada.[26]

A regularidade na hora de dormir e a manutenção de uma rotina fixa pré-sono baseiam-se na teoria do condicionamento clássico, tornando mais fácil o início e a manutenção do sono na presença de uma rotina previsível. Adolescentes ansiosos podem escrever suas preocupações em um diário ou "caderno de preocupações" antes do início da rotina de sono.

Deitar-se para dormir apenas quando estiver com sono, usar o quarto apenas para dormir, não assistir televisão ou comer na cama, sair da cama se não conseguir adormecer em 20 minutos e voltar quando estiver com sono, não tirar cochilos diurnos, e definir o alarme para a mesma hora todas as manhãs, independentemente de quanto sono ocorra durante a noite, são recomendações de higiene do sono que auxiliam na manutenção de um ciclo de sono regular e na associação do quarto ao sono, reduzindo o número de despertares noturnos e promovendo um retorno mais rápido ao sono quando esses despertares ocorrerem.[27]

Um estudo avaliou as relações entre comportamento pré-sono e duração do sono ou latência do sono nos adolescentes e constatou que a exposição às telas antes de dormir ou durante a noite aumentou significativamente o risco de curta duração do sono, portanto deve-se evitar o uso de eletrônicos no quarto e próximo ao horário de dormir.[28]

Aparelhos eletrônicos emitem luz, especialmente do espectro azul-verde, suprimem a liberação da melatonina natural e, por consequência, atrapalham o início do sono. Ademais, os conteúdos exibidos pelas telas podem ser estimulantes, além de serem "infinitos" (os livros de histórias terminam, mas o YouTube e as redes sociais não).

Evitar bebidas que contenham cafeína no final da tarde e à noite possui moderada evidência de benefício. Estudos experimentais em crianças e adolescentes mostram que a cafeína atrasa o início do sono e suprime o sono de ondas lentas (sono profundo), importante para consolidação da memória. Isso porque a cafeína bloqueia o processo homeostático do sono promovido pela adenosina cerebral, podendo exercer efeitos até 6 horas após sua ingestão. Doses de 1,4 mg/kg podem aumentar o tempo para adormecer e reduzir a duração do sono. Como exemplos temos as bebidas à base de cola e chocolate que contêm cafeína suficiente para afetar o sono.

Adolescentes que consomem bebidas com cafeína e estão expostos ao fumo passivo relataram menor duração do sono. Por outro lado, aqueles que têm reduzida exposição a telefones celulares após 21 horas, tiveram menor risco de maior latência de início do sono. Ademais, o tempo em família (e longe das telas) aumentou significativamente a duração do sono, assim como a prática de atividade física de lazer depois da escola.[25]

Outras recomendações têm evidência mais fraca para essa população, porém apresentam fundamentação empírica suficiente para ser recomendadas.[26] Em relação ao ambiente do sono, o quarto deve ser confortável, mas não estimulante. Os quartos podem ser espaços de lazer e de estudos durante o dia. Por esse motivo, é importante limitar o uso com esses objetivos a um horário específico, como determinar hora para estudar e para jogar vídeo-game, assim como recomendar o uso da cama apenas para dormir, devendo as demais atividades serem realizadas em uma mesa e cadeira destinadas para esses fins.

A temperatura do quarto ideal é 18 °C. Durante o sono, ocorre uma queda natural da temperatura corporal. Quartos muito quentes podem afetar a capacidade de iniciar o sono, prejudicando a qualidade dele. Por outro lado, um banho quente antes de dormir causa perda de calor via vasodilatação da pele e facilita o início do sono, podendo ser incluído na rotina antes de dormir.

O ambiente deve ser idealmente escuro ou com luz fraca ou noturna, no espectro vermelho-laranja. A escuridão estimula a secreção natural de melatonina, enquanto a luz laranja ou de comprimento de onda vermelha não suprimem sua liberação. Uso de persianas *blackout* ajudam a manter a iluminação constante.

O quarto deve ser silencioso. A Organização Mundial da Saúde (OMS) recomenda que o ruído no quarto não exceda 30 dB. As crianças têm um limiar de despertar mais alto do que adultos; por outro lado, suas respostas autonômicas ao ruído não se habituam com repetidas exposições. Considerando que, à medida que passam mais tempo na cama, elas também têm mais exposição ao ruído ambiental, um quarto tranquilo e silencioso é preferível. O ruído branco pode ser útil para abafar a perturbação do barulho de fundo.

Conclui-se que as práticas de higiene do sono são comumente inadequadas entre os adolescentes, sendo necessários esforços para melhorá-la nessa população como estratégia de prevenção primária para distúrbios do sono e melhora dos despertares noturnos.

Referências bibliográficas

1. Tononi G, Cirelli C. Sleep and synaptic homeostasis: a hypothesis. Brain Res Bull. 2003;62(2):143-150.
2. Lopes MC, Gutierres GP, Pavoni MB, Mendes A, Campos MB, Bastos I et al. Social media for students' sleep health promotion - a health intervention report during COVID-19. Sleep Epidemiol. 2021;1:100018.
3. American Academy of Sleep Medicine. International Classification of Sleep Disorders. 3rd ed. Darien, IL: American Academy of Sleep Medicine; 2014.
4. American Psychiatric Association. Diagnostic and Statistical Manual of Mental Disorders. 5th ed. Washington, DC: American Psychiatric Association; 2013.
5. Chesson A Jr, Hartse K, Anderson WM, Davila D, Johnson S, Littner M et al. Practice parameters for the evaluation of chronic insomnia. An American Academy of Sleep Medicine report. Standards of Practice Committee of the American Academy of Sleep Medicine. Sleep. 2000;23(2):237-241.
6. Pinto Jr LR, Alves RC, Caixeta E, Fontenelle JA, Bacellar A, Poyares D et al. New guidelines for diagnosis and treatment of insomnia. Arq Neuropsiquiatr. 2010;68(4):666-75.
7. Berry RB, Albertario CL, Harding SM, Lloyd RM, Plante DT, Quan SF et al. The AASM Manual for the Scoring of Sleep and Associated Events. Rules, terminology and technical specifications. Darien, Illinois: American Academy of Sleep Medicine; 2018.
8. Chesson A Jr, Hartse K, Anderson WM, Davila D, Johnson S, Littner M et al. Practice parameters for the evaluation of chronic insomnia. An American Academy of Sleep Medicine report. Standards of Practice Committee of the American Academy of Sleep Medicine. Sleep. 2000;23(2):237-241.
9. Bonnet MH, Arand DL. Physiological activation in patients with Sleep State Misperception. Psychosom Med. 1997;59(5):533-540.
10. Terzano MG, Parrino L, Mennuni GF. Phasic events and microstructure of sleep. Consensus Conference, Associazione Italiana di Medicina del Sonno. Martano Editore, Lecce, 1997b.
11. Terzano MG, Parrino L, Rosa A, Palomba V, Smerieri A. CAP and arousals in the structural development of sleep: an integrative perspective. Sleep Med. 2002a;3(3):221-229.
12. Terzano MG, Parrino L, Sherieri A, Chervin R, Chokroverty S, Guilleminault C et al. Atlas, rules, and recording techniques for the scoring of cyclic alternating pattern (CAP) in human sleep. Sleep Medicine 2002b;3:187-199.
13. Migueis DP, Lopes MC, Ignacio PSD, Thuler LCS, Araujo-Melo MH, Spruyt K et al. A systematic review and meta-analysis of the cyclic alternating pattern across the lifespan. Sleep Med. 2021;85:25-37.
14. Rechtschaffen A, Kales A. (eds.). A manual of standardized terminology, techniques and scoring system for sleep stages of human subjects. Los Angeles: UCLA Brain Information Service/Brain Research Institute; 1968. (PDF) Cyclic Alternating Pattern (CAP) in Children.
15. Massimini M, Huber R, Ferrarelli F, Hill S, Tononi G. The sleep slow oscillation as a traveling wave. J Neurosci. 2004;24(31):6862-6870.

16. Terzano MG, Parrino L. Origin and significance of the cyclic alternating pattern (CAP). Sleep Med Rev 2000a;4:101-123.
17. Steriade M, Mccarley R. Brainstem Control of wakefulness and sleep. New York: Plenum, 1990.
18. Amzica F, Steriade M. Short- and long-range neuronal synchronization of the slow (< 1 Hz) cortical oscillation. J Neurophysiol. 1995;73(1):20-38.
19. Lopes MC. Padrão Alternante Cíclico em Crianças e Adolescentes: Saudáveis, com Artrite Idiopática Juvenil e com Transtornos Respiratórios do Sono de Grau Leve. Tese de Doutorado, São Paulo, UNIFESP, 2005.
20. Lopes MC, Eckeli AL, Hasan R (eds.). Sono e comportamento. Rio de Janeiro: Atheneu, 2019.
21. Bacelar A, Soster L. (org.) Narcolepsia do diagnóstico ao tratamento. 1a ed. São Caetano do Sul, SP: Difusão Editora, 2021.
22. Dagys N, McGlinchey EL, Talbot LS, Kaplan KA, Dahl RE, Harvey AG. Double trouble? The effects of sleep deprivation and chronotype on adolescent affect. J Child Psychol Psychiatr. 2012;53:660-667.
23. Adam EK, Snell EK, Pendry P. Sleep timing and quantity in ecological and family context: a nationally representative time-diary study. J Fam Psychol. 2007;21(1):4-19.
24. Kang EK, Kim SS. Behavioral insomnia in infants and young children. Clin Exp Pediatr. 2021;64(3):111-116.
25. Martin CA, Hiscock H, Rinehart N, Heussler HS, Hyde C, Fuller-Tyszkiewicz M et al. Associations Between Sleep Hygiene and Sleep Problems in Adolescents With ADHD: A Cross-Sectional Study. J Atten Disord. 2020;24(4):545-554.
26. Allen SL, Howlett MD, Coulombe JA, Corkum PV. ABCs of SLEEPING: A review of the evidence behind pediatric sleep practice recommendations. Sleep Med Rev. 2016;29:1-14.
27. Hill CM, Everitt H. Assessment and initial management of suspected behavioural insomnia in pre--adolescent children. BMJ. 2018;363:k3797.
28. Gupta P, Sagar R, Mehta M. Subjective sleep problems and sleep hygiene among adolescents having depression: A case-control study. Asian J Psychiatr. 2019;44:150-155.

capítulo 5

Andar ou falar dormindo é normal? Comportamentos atípicos durante o sono

Rosana Cardoso Alves
Lisliê Capoulade Nogueira Arrais de Souza

Introdução

Neste capítulo abordaremos a interação dos transtornos do sono com comportamentos atípicos durante o sono na adolescência. Lembrando que a adolescência é um período da vida marcado por aumento da independência e surgimento de novos papéis sociais, os quais afetam os comportamentos, especialmente o sono.[1]

Conforme já citamos nos capítulos anteriores, o sono é importante para as funções vitais, como o desenvolvimento neurológico, aprendizado, memória, regulação cardiovascular, emocional e metabólica, além de remoção das toxinas celulares.[2] Existe uma relação complexa entre sono e sistema circadiano, que pode ser impactado pelo ambiente e que sofre alterações durante a adolescência.[2]

No período da adolescência, temos alterações no sistema circadiano (atraso de fase do sono) e no sistema de regulação homeostático, que promove grande tolerância para a pressão do sono, e, por isso, o adolescente apresenta a cada ano uma tendência a ir mais tarde para a cama.[1]

Acontecem também mudanças na fisiologia do sono durante a adolescência devido a alterações no amadurecimento do sistema nervoso central, que ocorrem primeiramente nas meninas, provavelmente por esta fase estar associada à maturação puberal.[1]

Além de mudanças intrínsecas, o sono do adolescente pode sofrer pressões extrínsecas modificáveis, como horário de início das aulas, atividades extracurriculares e uso de tecnologias, em especial a exposição às telas.[1] Diante desse contexto, podem surgir resultados sensíveis ao desenvolvimento do adolescente, podendo interferir na habilidade intelectual, na regulação das emoções, na tomada de decisão, na motivação, no aprendizado e na memória.[1]

Na adolescência, a arquitetura do sono é semelhante à do adulto, e para um sono saudável faz-se necessário duração adequada, boa qualidade, regularidade e ausência de distúrbios ou problemas.[2] A necessidade de sono apresenta uma variabilidade individual que sofre influência da genética, dos comportamentos e de fatores médicos e ambientais.

Identificando os transtornos do sono no adolescente

Mas o que poderia ser considerado um problema de sono nessa faixa etária em que tantos fatores intrínsecos e extrínsecos podem estar envolvidos? Estudo realizado sobre o sono em adolescentes australianos de 13 a 18 anos, observou que significativamente mais adolescentes tinham indicadores clínicos de problemas de sono (66,6%) do que o autorrelato deles (23,1%) ou mesmo da queixa dos pais (14,3%).[3]

Os indicadores clínicos mais comuns foram dormir menos do que 8 horas por noite, dificuldade em despertar pela manhã e atraso de mais de 2 horas no horário de dormir aos finais de semana.[3] Já do ponto de vista do próprio adolescente, as razões para problemas de sono foram dificuldade em adormecer, sono insuficiente e despertar noturno.[3]

Em estudo realizado na Alemanha sobre dificuldades relacionadas ao sono em adolescentes saudáveis, foi observado que os mais jovens apresentavam problemas na hora de dormir e, os mais velhos, sonolência diurna excessiva. Essas dificuldades eram mais frequentes entre as meninas e na parcela dos jovens cuja situação socioeconômica era mais baixa.[4]

O "andar durante o sono" é também denominado sonambulismo, assim como "falar durante o sono" como sonilóquio, e ambos fazem parte do grupo das parassonias na Classificação Internacional dos Transtornos do Sono. Vamos tratar, a seguir, das principais parassonias encontradas nos adolescentes, que em geral apresentam comportamentos atípicos durante o sono.

Parassonias

A Classificação Internacional dos Distúrbios do Sono (ICSD-3) de 2014 define parassonias como "experiências ou eventos físicos indesejáveis que ocorrem no início do sono, durante o sono ou ao despertar". As parassonais podem ocorrer tanto em sono REM e NREM, bem como na transição do sono-vigília.[5]

O termo parassonia deriva da palavra grega *para*, que significa "ao lado", e da palavra latina *somnus*, que significa "sono". As parassonias podem ser classificadas com base no estágio do sono em que ocorrem, sono REM ou NREM, e outras parassonias estágio-independentes (Tabela 5.1).[5]

Tabela 5.1 Classificação de parassonias.

Sono NREM	Sono REM	Outras parassonias
Despertar confusional	Transtorno comportamental do sono REM	Enurese noturna
Sonambulismo	Paralisia do sono isolada	Alucinações recorrente
Terror noturno	Transtorno do pesadelo	—

Fonte: Adaptada de Olivieiro Bruni, 2021.[5]

O diagnóstico clínico é baseado principalmente na descrição do evento pelos pais, e, como dito anteriormente, pode-se encontrar dificuldades em relatar os fatos, uma vez que os pais não costumam ter acesso ao sono dos adolescentes comparado ao das crianças menores. Portanto, um vídeo caseiro, feito com um *smartphone*, pode ser útil para o diagnóstico.[5]

Para melhor orientar essa avaliação, algumas questões específicas podem ser realizadas, como: tempo de aparecimento dos sintomas, reações a intervenções externas, presença de movimentos repetitivos e rítmicos (estereótipos) e lembrança do episódio pela manhã.[5]

A polissonografia, preferencialmente feita com registro de vídeo, nem sempre é recomendada para diagnóstico de parassonias típicas, ficando sua indicação para casos com risco de lesões ou violência, suspeita de epilepsia noturna ou associação com outros distúrbios do sono, como apneia obstrutiva do sono, transtorno de movimentos periódicos de pernas e outros.[5]

Parassonias do sono NREM

Conhecidas também por distúrbios do despertar, as parassonias do sono NREM são definidas como episódios recorrentes de despertar incompleto, caracterizados por resposta ausente ou inapropriada aos esforços de intervir ou redirecionar o adolescente durante o evento e com limitada ou nenhuma associação cognitiva ou imagem de sonho.[6]

Os pacientes apresentam, na maioria dos episódios, os olhos abertos, dificuldade em acordar – ou acordam confusos –, além de amnésia completa ou parcial do evento.[6] Em geral, são eventos benignos que acontecem na infância e cessam na adolescência. E mais de um tipo deles podem ocorrer em um mesmo indivíduo.

Esse tipo de parassonia resulta de uma dissociação entre o sono NREM e a vigília, os pacientes parecem estar simultaneamente acordados (apresentando funções comportamentais e motoras) e dormindo (com prejuízo da cognição, julgamento e memória dos eventos).[5]

A maioria dos episódios são breves, entre 5 e 15 minutos, mas podem durar de 30 a 40 minutos em algumas crianças. Acontecem frequentemente no primeiro terço ou primeira metade da noite em associação com o sono de ondas lentas, e raramente surgem durante os cochilos diurnos.[6,7]

As parassonias do sono NREM costumam afetar 13% das crianças e de 1% a 4% dos adultos jovens.[7]

Alguns fatores específicos, quando presentes, podem desencadear ou piorar esse tipo de parassonia: privação de sono, uso de determinadas medicações (p. ex., zolpidem), álcool, fragmentação do sono (apneia do sono, dor crônica e estímulo ambiental), febre, estresse, ansiedade, atividade física no final do dia, problemas emocionais e predisposição genética.[5]

Vale ressaltar que episódios de parassonia são frequentemente benignos, autolimitados e normalmente não requerem tratamento. Contudo, geralmente o manejo deve ser direcionado à prevenção, à segurança e às orientações para os observadores.[5]

Em relação às medidas preventivas, sugere-se manter uma boa higiene do sono, evitar privação de sono, evitar cafeína e avaliar outros distúrbios do sono.[5] Já as medidas de segurança, dizem respeito à manutenção de um ambiente livre de objetos que possam trazer algum risco de lesão: trancar portas e janelas, utilizar alarmes e barreiras nas escadas.[5]

Os pais e/ou observadores devem receber informações quanto a acompanhar o evento em silêncio, permitir o curso natural, evitar restringir o adolescente e intervir somente para prevenir lesões.[5]

O uso de medicação deve ser considerado quando os episódios são frequentes ou graves, perigosos tanto para os pacientes como para a família, ou trazem consequências indesejáveis, como estresse e sonolência diurna excessiva.[5,8]

Na maioria dos casos, o diagnóstico é clínico, porém, alguns casos requerem uma polissonografia (PSG) com vídeo para uma avaliação mais acurada. As principais indicações de PSG nas parassonias são:

1. Riscos de lesões ou violência.
2. Diagnóstico diferencial com crises epilépticas.
3. Presença de sonolência excessiva diurna.
4. Ausência de resposta terapêutica.
5. Associação com outros transtornos neurológicos, clínicos ou psiquiátricos.

Sonambulismo

Os episódios de sonambulismo tipicamente começam como o despertar, mas também podem iniciar com o adolescente deixando a cama imediatamente, andando ou até correndo. Os episódios se caracterizam por comportamentos simples (beber, comer) e sem um objetivo direcionado ou por complexos e prolongados, tais como abrir gavetas, destrancar portas, vestir--se ou mesmo sair de casa. Algumas vezes também podem apresentar ações bizarras, como urinar no armário.[7] Comportamento violento, inapropriado ou agitado também pode ocorrer, especialmente em relação à tentativa de despertar, porém são raros.[5]

A prevalência estimada de sonambulismo ao longo da vida é de 6,9%, sendo 5% em ciranças e 1,9% em adultos.[9] História familiar positiva em mais de 80% dos casos e se um dos pais apresenta sonambulismo ou outro distúrbio do despertar, a chance é de 45%, e de 60% se ambos forem afetados.[5]

O caminhar pode terminar espontaneamente, às vezes em locais inapropriados, ou o indivíduo pode retornar à sua cama, deitar-se e continuar dormindo sem ter conhecimento do evento. O indivíduo durante o episódio de sonambulismo encontra-se desorientado no tempo e no espaço, com fala lenta e com respostas embotadas. Pode parecer estar acordado (olhos abertos), com vigilância reduzida e resposta cognitiva prejudicada.[6] A duração dos eventos tem, em média, 10 minutos, e se inicia entre os 4 e 8 anos, com pico aos 10 anos e resolução na adolescência.[5]

Questões emocionais e comportamentais, como estresse e eventos de vida com grande carga emocional, em crianças e adolescentes com distúrbios do despertar, podem se correlacionar com a gravidade dos episódios noturnos, assim como propiciam o aumento na probabilidade de sintomas de insônia e sonolência diurna excessiva.[10] A associação do sonambulismo com transtornos mentais só tem sido observada quando ele persiste na idade adulta.[5]

A fim de minimizar riscos de lesão e acidentes, é importante que o quarto de dormir seja o mais seguro possível, garantindo-se o fechamento de janelas e portas.[11]

Despertar confusional

O despertar confusional frequentemente ocorre com o adolescente sentando-se na cama e olhando em volta de um modo confuso e desorientado.[6] A maioria dos episódios tende a ocorrer no mesmo horário a cada noite e pode ser previsível. O indivíduo pode vocalizar durante os comportamentos complexos ocasionais, com fala lenta e embotada.[4,11]

As tentativas de acordar o adolescente são frequentemente malsucedidas e podem encontrar forte resistência, inclusive com apresentação de comportamento agressivo e violento.[11]

O comportamento costuma ser benigno e com resolução espontânea, com duração de poucos minutos, de 40 a 60 minutos.

Terror noturno

O terror noturno caracteriza-se por episódios de choro ou grito intenso, acompanhados de manifestações do sistema nervoso autonômico (sudorese, taquicardia, taquipneia, midríase, rubor da pele e aumento do tônus muscular) e comportamentais de medo intenso. Pode ser acompanhado por vocalizações incoerentes, e, às vezes, associado à falta de consolo prolongado.[6] O termo "terror do sono" pode ser preferível ao "terror noturno", porque o "terror" pode ocorrer a qualquer hora das 24 horas do dia, caso o sono aconteça.[12] O indivíduo senta-se na cama, não responde a estímulo externo e, se acordado, está confuso e desorientado.[6] No entanto, o indivíduo pode, menos frequentemente, sair da cama e caminhar em volta dela.[5]

Sabe-se que o terror noturno faz parte do espectro do sonambulismo; portanto, esses indivíduos apresentam duas vezes mais chance de desenvolver sonambulismo após os 5 anos de idade.[7,8] Um episódio usualmente tem duração de poucos minutos, mas pode se prolongar por 1 hora.[12]

Tipicamente ocorre entre 4 e 12 anos, com pico de incidência entre 5 e 7 anos.[12] Contudo, geralmente costuma desaparecer na adolescência.[8]

A prevalência estimada ao longo da vida é de 10%, sendo mais comum entre os meninos.[12] São fatores precipitantes: estresse, febre, atividade física excessiva, ansiedade, cafeína, álcool, privação de sono e distensão de bexiga.[12] Nenhuma associação foi encontrada entre terror noturno e zumbido na idade entre 7 e 19 anos.[13] Também não existe aparente relação com transtornos mentais.[5]

Comportamento sexual anormal relacionado ao sono

Classifica-se o comportamento sexual como um subtipo dos transtornos do despertar quando acontece um despertar confusional fora do sono NREM e que pode se manifestar como masturbação, movimentos pélvicos semelhantes ao coito, vocalizações de cunho sexual, relações sexuais ou orgasmo sem lembrança do episódio.[14] Também tem sido descrita associação ao sonambulismo e à apneia obstrutiva do sono, que podem ser fatores precipitantes para esses comportamentos.[6]

Embora seja uma condição muito rara entre adolescentes, é importante que pediatras e clínicos estejam atentos à possibilidade de associação do diagnóstico com sintomas como sonolência diurna excessiva e ansiedade.

Parassonias do sono REM

Pesadelos

Os pesadelos são episódios recorrentes de despertar com recordação de sonhos com conteúdos desagradáveis e perturbadores, usualmente envolvendo medo ou ansiedade, mas também raiva ou tristeza. Geralmente ocorrem durante o sono REM, ou seja, predominam na segunda metade da noite. Durante o episódio há pouca atividade motora, a criança não sai da cama e não vivencia o sonho.

Pesadelos ocasionais são comuns na infância e na adolescência, pois ocorrem em 60% a 75% dessas fases da vida. No entanto, a prevalência do transtorno do pesadelo é estimada em 1,8% a 6% entre 5 e 10 anos de idade. Os fatores precipitantes, como estresse pós-traumático; exposição a conteúdo violento na televisão ou computador; abuso físico, emocional ou sexual e ansiedade de diversas ordens, devem ser avaliados, especialmente em casos recorrentes e com significado clínico (Quadro 5.1).

Quadro 5.1 Critérios diagnósticos gerais para o transtorno do pesadelo.
• Ocorrências repetidas de sonhos extremamente disfóricos e bem relembrados, que usualmente envolvem ameaças à sobrevivência, segurança ou integridade física
• Ao despertar dos sonhos disfóricos, a pessoa rapidamente torna-se orientada e alerta

• A experiência onírica ou o distúrbio do sono produzido pelo próprio despertar causa angústia clinicamente significativa ou prejuízo social, ocupacional ou em outras áreas importantes da função cerebral, como indicado pelo relato da presença de, no mínimo, um dos seguintes fatores:
  • Distúrbio do humor (p. ex., persistência do efeito do pesadelo, ansiedade e disforia);
  • Resistência ao sono (ansiedade de dormir e medo do sono/subsequentes pesadelos);
  • Prejuízo cognitivo (imagens intrusivas do pesadelo e incapacidade de concentração ou memória);
  • Impacto negativo sobre o cuidador ou no funcionamento familiar;
  • Problemas comportamentais (p. ex., evitar dormir e medo do escuro);
  • Sonolência diurna;
  • Fadiga ou baixa energia;
  • Prejuízo da função ocupacional ou educacional;
  • Prejuízo da função interpessoal/social.

Fonte: ICDS, 2014.

Sonilóquio ou "falar dormindo"

O sonilóquio é considerado um sintoma isolado ou variante da normalidade. O processo de falar, com diferentes níveis de compressão, pode acontecer tanto em sono REM como NREM, associado a parassonias ou de caráter idiopático.[6]

Apresenta alta prevalência (66%) no decorrer da vida, e o conteúdo da "conversa" não reflete o comportamento real antes de acordar ou as memórias.[6]

A vocalização associada com o terror noturno é cheia de emoção e está associada a comportamento de intenso despertar e agitação.

Conclusão

A ocorrência de comportamentos atípicos durante o sono é frequente no período da adolescência, sendo na maioria das vezes episódios de parassonias.

As parassonias mais comuns na adolescência são o sonambulismo ("andar durante o sono") e o sonilóquio ("falar durante o sono"). Frequentemente, a evolução é benigna, com redução gradual dos episódios.

Na maioria das vezes, o diagnóstico das parassonias pode ser obtido com uma avaliação clínica detalhada. O momento do aparecimento, as características do evento e a idade são informações importantes para o raciocínio clínico. No entanto, alguns casos requerem uma polissonografia (PSG) com vídeo para uma avaliação mais detalhada.

Referências bibliográficas

1. Tarokh L, Saletin JM, Carskadon MA. Sleep in adolescence: physiology, cognition and mental health. Neuroscience and Biobehavioral Reviews. 2016;70:182-188.
2. Murkherjee S, Patel SR, Kales SN, Ayas NT, Strohl KP, Gozal D et al. An Official American Thoracic Society Statement: The importance of healthy sleep. Am J Respir Crit Care Med. 2015;191(12):1450-1458.
3. Short MA, Gradisar M, Gill J, Camfferman D. Identifying adolescent sleep problems. PLoS ONE. 2013;8(9):e75301.
4. Lewien C, Genuneit J, Meigen C, Kiess W, Poulain T. Sleep-related difficulties in healthy children and adolescents. BMC Pediatrics. 2021;21:82.
5. Bruni O, DelRosso LM, Melegari MG, Ferri R. The parasomnias. Child Adolesc Psychiatric Clin N Am. 2021;30:131-142.
6. American Academy of Sleep Medicine. International classification of sleep disorders, 3rd ed. American Academy of Sleep Medicine, Darien, IL, 2014.
7. Ekambaram V, Maski K. Non-rapid eye movement arousal parasomnias in children. Pediatr Ann. 2017;46(9):e327-e331.
8. Ophoff D, Slaats MA, Boudewyns A, Glazemakers I, Hoorenbeeck KV, Verhulst SL. Sleep disorders during childhood: a practical review. Eur J Pediatr. 2018. Disponível em: https://doi.org/10.1007/s00431-018-3116-z.
9. Stallman HM, Kohler M. Prevalence of sleepwalking: a systematic review anda meta-analysis. PLoS ONE. 2016;11(11): e0164769.
10. Castelnovo A, Turner K, Rossi A, Galbiati A, Gagliardi A, Proserpio P et al. Behavioural and emotional profiles of children and adolescents with disorders of arousal. J Sleep Res. 2020;30(1):e13188.
11. Kaleyias J, Scott RQ, Kothare SV. Parasomnias in adolescents. In: Kothare SV, Scott RQ, editors. Sleep Disorders in Adolescents. New York: Springer; 2017:79-94.
12. Leung AKC, Leung AAM, Wong AHC, Hon KL. Sleep terrors: an updated review. Current Pediatric Reviews. 2020; 16:176-182.
13. Hwang SR, Hwang SW, Chu YC, Hwang JH. Association of sleep terror, walking or talking and tinnitus. J Formosan Med Association. 2021; 120:145-149.
14. Contreras JB, Richardson J, Kotagal S. Sexsomnia in an adolescent. J Clin Sleep Med. 2019; 15(3):505-507.

capítulo 6

Sono dos adolescentes: a tempestade perfeita!

Renata de Andrade Prado Gobetti
Leticia Maria Santoro Franco Azevedo Soster
Clarissa Bueno

O sono é um processo complexo e dinâmico que passa por constantes modificações ao longo da vida. A adolescência é um período de intensas modificações, que impactam a arquitetura, a duração e o tempo de sono como resultado de mudanças nos processos circadianos e homeostáticos em combinação com as pressões psicossociais e ambientais que culminam em uma "tempestade perfeita" de sono, termo descrito pela primeira vez em 2011 por Carskadon[1] para explicar os adolescentes como uma população especialmente suscetível à privação de sono.

Para entender melhor essas modificações, é relevante uma breve revisão dos processos fisiológicos responsáveis pela regulação do ciclo sono-vigília. O modelo mais aceito atualmente, desenvolvido a partir da década de 1980, é de que o sono humano está subordinado a um duplo controle (modelo de dois processos): ritmicidade circadiana (processo C) e processos homeostáticos (processo S).[2] A ritmicidade circadiana está ligada à consolidação do sono, bem como à sua duração e distribuição, enquanto os processos homeostáticos envolvem fatores neurais que aumentam durante a vigília e decaem ao longo do sono.[3]

O sistema temporizador circadiano central, representado principalmente pelos núcleos supraquiasmáticos, que sinaliza flutuações de maior ou menor propensão ao sono no decorrer das 24 horas, independentemente da duração anterior do sono ou da vigília. Por outro lado, o sistema homeostático do sono favorece o sono na medida em que nos mantemos ativos por mais tempo; e favorece a vigília à medida que o sono é prolongado. O sistema homeostático depende, portanto, das condições prévias de sono-vigília. Esses dois sistemas interagem para regular a duração e o tempo do sono. A homeostase do sono e a fisiologia circadiana modificam-se à medida que os jovens progridem na adolescência, explicando, em parte, as mudanças de desenvolvimento no comportamento do sono dos adolescentes.[4]

Ao longo do processo de amadurecimento dos adolescentes, ocorrem mudanças no sistema homeostático de regulação do sono que proporcionam maior tolerância à pressão do sono,[5] aumentando o estado de alerta. Elas são derivadas, principalmente, da incidência e amplitude de ondas de baixa frequência e de alta amplitude no EEG do sono chamadas ondas lentas, com declínios drásticos no sono de ondas lentas e na atividade de ondas lentas na adolescência.[6] A atividade de ondas lentas é sensível ao histórico prévio de sono e vigília, e períodos prolongados de vigília mostram um aumento dependente da dose nessa métrica; assim, a atividade de ondas lentas tem sido usada há muito tempo como uma medida de ação do processo homeostático do sono. O sono REM também diminui em termos absolutos, mas não como porcentagem do tempo total de sono.[7]

Estudos transversais que modelam o acúmulo da pressão do sono mostraram que a pressão do sono aumenta mais lentamente em adolescentes mais velhos (ou seja, pós-púberes) em comparação com adolescentes mais jovens (pré-púberes e púberes precoces),[8] levantando a hipótese de que o acúmulo mais lento da pressão do sono permite que os adolescentes mais velhos suportem melhor o aumento da pressão do sono e, assim, sejam capazes de se manter acordados por um tempo maior.[9] Por outro lado, estudos longitudinais e transversais que modelam a dissipação da pressão do sono com base na atividade de ondas lentas do EEG do sono mostraram que a taxa na qual a pressão do sono é dissipada não muda ao longo do desenvolvimento do adolescente.[5,8,10,11] A estabilidade na taxa de dissipação da pressão do sono implica a necessidade de sono não mudar ao longo desse período de desenvolvimento.

Outra modificação fisiológica com implicações para a regulação do ciclo sono-vigília observada na adolescência é a redução dos níveis de melatonina em relação ao indivíduo pré-púbere. Paralelamente à elevação de hormônio luteinizante no início da puberdade, há uma redução marcante nos níveis de melatonina plasmática e que irá se manter nesse patamar até a vida adulta.

Na adolescência, ocorre também um fenômeno em que o indivíduo tende a atrasar seus horários de dormir e acordar em relação ao seu padrão prévio. Trata-se de um fenômeno fisiológico e que afeta também outros ritmos diários, como a fase de maior alerta diurno, ritmo de temperatura e de secreção de melatonina. Esse atraso de fase ocorre mais cedo nas mulheres, atingindo o seu pico por volta dos 16 anos, e nos homens se inicia um pouco mais tarde, com pico por volta dos 21 anos, sendo mais acentuado na população masculina, e sugere-se que esse pico de atraso de fase pode ser utilizado como um marcador do final da adolescência, quando atingem seu pico de vespertinidade (em relação ao seu padrão de sono prévio e não necessariamente em relação à população geral). Embora esse fenômeno possa ser acentuado pela exposição à luz no final do dia e pelo uso de eletrônicos, o atraso de fase da adolescência está presente em diferentes culturas, inclusive naquelas que não têm acesso à luz elétrica. A maioria dos adolescentes apresentará esse atraso de fase (independentemente do seu cronotipo).[5]

Opondo-se a esses fatores que impulsionam a alocação temporal do sono mais tardios, temos eventos matinais como práticas esportivas e horário de início escolar pela manhã que demandam um despertar precoce. Além disso, o aumento do número de demandas próprias da idade (p. ex., envolvimento em atividades extracurriculares, alta carga de deveres de casa, uso noturno de tecnologia e atividades sociais) muitas vezes resulta no atraso ainda maior da hora de dormir e no aumento do débito de sono.[12]

Somando-se isso ao uso exagerado de aparelhos eletrônicos, mídias sociais e conteúdos de internet, o atraso de fase no sono torna-se inclusive interessante ao adolescente, já que ele e seus colegas estão acordados e se comunicando ao mesmo tempo, o que funciona como um fator perpetuador. A adolescência é também uma época de maior independência e surgimento de novos papéis sociais. A autonomia recém-adquirida, combinada com o atraso de fase da adolescência, a pressão psicossocial para o indivíduo dormir mais tarde, por causa dos horários de lazer e da escola, e a exposição aumentada à tecnologia resultam em uma situação de "tempestade perfeita da adolescência" (Figura 6.1), na qual o adolescente é particularmente suscetível a atrasar ainda mais os seus horários de início de sono, mas tendo seu horário de despertar limitado pelos compromissos escolares e sociais, e é por isso que se torna uma população especialmente vulnerável a uma maior privação de sono, observando-se diferença nos dias com atividade escolar e finais de semana, refletindo uma tendência compensatória da privação de sono ocorrida nos dias letivos, conhecida como "*jet lag* social".[13]

Embora as mudanças no sono ao longo da adolescência sejam uma parte normal do desenvolvimento, e idealmente deva-se procurar adaptar as rotinas escolares e de atividades ao perfil do paciente, nem sempre isso é possível, e muitos adolescentes dormem insuficientemente.

Recomendações para o tempo total de sono do adolescente

As diretrizes de recomendação de duração do sono propostas pela National Sleep Foundation (Tabela 6.1) e pela American Academy of Sleep Medicine,[14,15] com base no julga-

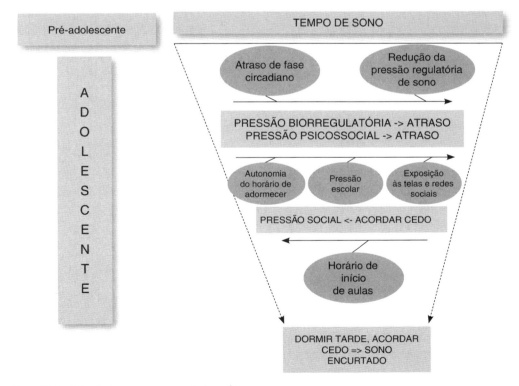

Figura 6.1 *A adolescência e o sono: tempestade perfeita.*
Fonte: Desenvolvida pela autoria com base em Carskadon, 2011.[1]

Tabela 6.1 Tempo de sono recomendado por faixa etária.

Idade	Recomendado (horas)	Aceitável (horas)	Não recomendado (horas)
Recém-nascidos 0-3 meses	14-17	11-13 18-19	Menos de 11 Mais de 19
Lactentes 4-11 meses	12-15	10-11 16-18	Menos de 10 Mais de 18
Lactentes 1-2 anos	11-14	9-10 15-16	Menos de 9 Mais de 16
Pré-escolares 3-5 anos	10-13	8-9 14	Menos de 8 Mais de 14
Escolares 6-13 anos	9-11	7-8 12	Menos de 7 Mais de 12
Adolescentes 14-17 anos	8-10	7 11	Menos de 7 Mais de 11
Adultos jovens 18-25 anos	7-9	6 10-11	Menos de 6 Mais de 11
Adultos 26-64 anos	7-9	6 10	Menos de 6 Mais de 10
Idosos > 65 anos	7-8	5-6 9	Menos de 5 Mais de 9

Fonte: Adaptada de National Sleep Foundation, 2015.[14]

mento de especialistas da literatura, descrevem que são recomendadas e necessárias, aproximadamente, de 9 a 9,25 horas de sono por noite para a função/atenção cognitiva[16] e a regulação emocional.[17] No entanto, o que observamos na literatura em relação a adolescentes são durações médias de sono inferiores à quantidade de horas sugeridas. Uma metanálise recente, avaliando a duração de sono a partir de actigrafia em crianças e adolescentes com idades entre 3 e 18 anos, observou que o tempo total de sono diminuiu significativamente com a idade e que ainda tinha uma disparidade entre a duração do sono dos adolescentes medida no laboratório (9,25 horas) e no ambiente domiciliar (7 horas), o que reforça a ideia de uma interação entre mecanismos biorreguladores e fatores psicossociais.[18]

A tempestade perfeita — consequências do sono insuficiente

Não restam dúvidas de que um sono adequado seja imperativo para uma boa qualidade de vida. Diversas evidências sugerem que um sono insuficiente está relacionado às inúmeras consequências negativas para os adolescentes.[19-21]

A sonolência pela privação crônica de sono leva a um prejuízo da atenção, do bem-estar e da motivação durante o dia, acarretando pior desempenho escolar com impacto importante na aprendizagem, além de maior propensão a desenvolver distúrbios relacionados ao humor, como depressão e ansiedade, comportamentos de risco com maior probabilidade de exposição aos acidentes e até uma maior chance de desenvolver ideações suicidas.[6,19-21] Acredita-se ainda que o sono insuficiente seja também fator de risco para o uso de tabaco e substâncias ilícitas.[22]

A privação de sono está igualmente relacionada à obesidade, como consequência de aumento da resistência insulínica, menores níveis de leptina, maior nível de cortisol e grelina, responsáveis pela sensação de saciedade, fome e apetite.[23]

A adolescência é um período importante do desenvolvimento em que o adolescente é exposto à privação de sono por uma série de fatores, alguns modificáveis, outros não. O horário do início das aulas influencia diretamente na quantidade de sono do adolescente em diversas culturas, atuando como fator restritivo. A demanda e o volume de estudos, as sonecas diurnas e as atividades extracurriculares são também determinantes na quantidade de sono. Uma rotina adequada, com bons hábitos de higiene de sono e horários consistentes, evitando grandes oscilações aos finais de semana, pode impactar positivamente; no entanto, modificações no horário de início escolar seria a medida mais impactante para expor os jovens a condições de sono menos "tempestuosas".[4,9]

Referências bibliográficas

1. Carskadon MA. Sleep in adolescents: the perfect storm. Pediatr Clin North Am. 2011;58(3):637-647.
2. Daan S, Beersma DGM, Borbély AA, Kronauer RE, Gander PH, Kronauer RE et al. Timing of human sleep: recovery process gated by a circadian pacemaker American Journal of Physiology-Regulatory, Integrative and Comparative Physiology 1984 246:2, R161-R183 Available from: www.physiology.org/journal/ajpregu.
3. Dijk DJ, Czeisler CA. Contribution of the circadian pacemaker and the sleep homeostat to sleep propensity, sleep structure, electroencephalographic slow waves, and sleep spindle activity in humans. J Neurosci. 1995;15(5 Pt 1):3526-3538.
4. de Zambotti M, Goldstone A, Colrain IM, Baker FC. Insomnia disorder in adolescence: Diagnosis, impact, and treatment. Sleep Med Rev. 2018;39:12-24.
5. Tarokh L, Saletin JM, Carskadon MA. Sleep in adolescence: Physiology, cognition and mental health. Neurosci Biobehav Rev. 2016;70:182-188.
6. Colrain IM, Baker FC. Changes in sleep as a function of adolescent development. Neuropsychol Rev. 2011;21(1):5-21.
7. Ohayon MM, Carskadon MA, Guilleminault C, Vitiello MV. Meta-analysis of quantitative sleep parameters from childhood to old age in healthy individuals: developing normative sleep values across the human lifespan. Sleep. 2004;27(7):1255-1273.
8. Jenni OG, Achermann P, Carskadon MA. Homeostatic sleep regulation in adolescents. Sleep. 2005;28(11):1446-1454.
9. Crowley SJ, Wolfson AR, Tarokh L, Carskadon MA. An update on adolescent sleep: New evidence informing the perfect storm model. J Adolesc. 2018;67:55-65.
10. Campbell IG, Feinberg I. Longitudinal trajectories of non-rapid eye movement delta and theta EEG as indicators of adolescent brain maturation. Proc Natl Acad Sci U S A. 2009;106(13):5177-5180.
11. Gaudreau H, Carrier J, Montplaisir J. Age-related modifications of NREM sleep EEG: from childhood to middle age. J Sleep Res. 2001;10(3):165-172.
12. Meltzer LJ, Mindell JA. Sleep and sleep disorders in children and adolescents. Psychiatr Clin North Am. 2006;29(4):1059-x.
13. Tarokh L, Saletin JM, Carskadon MA. Sleep in adolescence: Physiology, cognition and mental health. Neurosci Biobehav Rev. 2016;70:182-188.

14. Hirshkowitz M, Whiton K, Albert SM, Alessi C, Bruni O, DonCarlos L et al. National Sleep Foundation's sleep time duration recommendations: methodology and results summary. Sleep Health. 2015;1(1):40-43.

15. Paruthi S, Brooks LJ, D'Ambrosio C, Hall WA, Kotagal S, Lloyd RM et al. Recommended Amount of Sleep for Pediatric Populations: A Consensus Statement of the American Academy of Sleep Medicine. J Clin Sleep Med. 2016;12(6):785-786.

16. Short MA, Weber N, Reynolds C, Coussens S, Carskadon MA. Estimating adolescent sleep need using dose-response modeling. Sleep. 2018;41(4):10.1093/sleep/zsy011.

17. Fuligni AJ, Bai S, Krull JL, Gonzales NA. Individual Differences in Optimum Sleep for Daily Mood During Adolescence. J Clin Child Adolesc Psychol. 2019;48(3):469-479.

18. Galland BC, Short MA, Terrill P, et al. Establishing normal values for pediatric nighttime sleep measured by actigraphy: a systematic review and meta-analysis. Sleep. 2018;41(4):10.1093/sleep/zsy017.

19. Wagner U, Gais S, Born J. Emotional memory formation is enhanced across sleep intervals with high amounts of rapid eye movement sleep. Learn Mem. 2001;8(2):112-119.

20. Sadeh A, Gruber R, Raviv A. Sleep, neurobehavioral functioning, and behavior problems in school-age children. Child Dev. 2002;73(2):405-417.

21. Spruyt K. A review of developmental consequences of poor sleep in childhood. Sleep Med. 2019;60:3-12.

22. Noland H, Price JH, Dake J, Telljohann SK. Adolescents' sleep behaviors and perceptions of sleep. J Sch Health. 2009;79(5):224-230.

23. van Cauter E, Knutson KL. Sleep and the epidemic of obesity in children and adults. European Journal of Endocrinology. 2008;159(suppl_1):S59-66.

capítulo 7

Sono e epilepsia nos adolescentes

Camila dos Santos El Halal
Magda Lahorgue Nunes

Introdução

A relação entre sono e epilepsia é íntima, complexa e bidirecional. Certas síndromes epilépticas idade-específicas apresentam-se como crises que ocorrem tipicamente durante o sono. Por outro lado, tanto a duração como a qualidade e a eficiência do sono podem ser afetadas por eventos ictais ou pela densidade de descargas epilépticas registradas. Adicionalmente, o tratamento medicamentoso com fármacos anticrise (FAC) pode afetar direta e indiretamente a qualidade do sono do indivíduo.[1]

Neste capítulo, abordaremos os mecanismos de interação mútua entre sono e epilepsia, as síndromes epilépticas noturnas ou da transição sono-vigília típicas da adolescência e, finalmente, apresentaremos um tema pouco explorado nas epilepsias: o risco de morte súbita relacionada à epilepsia (Sudep).

Sono, epilepsia e sua mútua influência

Crises epilépticas são fenômenos causados por hiperexcitabilidade e disfunção elétrica de uma população de neurônios, que culminam em alterações motoras, comportamentais e sensoriais, assim como comprometem potencialmente, mas de maneira temporária, o nível de consciência do indivíduo afetado. A epilepsia é uma doença cerebral caracterizada por uma das seguintes condições: (a) no mínimo duas crises não provocadas (ou reflexas) ocorrendo em intervalo superior a 24 horas; (b) uma crise não provocada (ou reflexa) com probabilidade de recorrência; ou (c) frente ao diagnóstico de uma síndrome epiléptica. Epilepsias acometem cerca de 1% da população geral, e associam-se a um risco de recorrência de episódios epilépticos não provocados (não relacionados a febre, infecções de sistema nervoso central, acidentes vasculares encefálicos ou traumatismos).[2]

Características e alterações do sono em pacientes com epilepsia

A atividade normal do sono NREM, caracterizada por lentificação e sincronização da atividade de base associada a surtos recorrentes de atividade rápida (fusos de sono), favorece a geração de atividade epileptogênica. Outrossim, a qualidade do sono parece também estar afetada entre pacientes epilépticos. Mesmo em pacientes com síndromes epilépticas consideradas autolimitadas ou com boa resposta aos FAC, o tempo total de sono – à custa de menor duração dos sonos NREM (fase N3) e REM e de maior tempo de vigília noturna – aparenta ser mais curto em relação aos controles sem epilepsia. Além disso, maior latência para o sono e para o sono REM são observadas.[3] Tais alterações na arquitetura do sono aumentam o risco de sonolência diurna elevada, pior desempenho escolar e cognitivo, e alterações comportamentais.[4]

A elevada frequência e densidade de descargas epilépticas e seus efeitos sobre a qualidade do sono e, paralelamente, sobre o funcionamento diurno, estão bem determinados para encefalopatias epilépticas, síndromes epilépticas graves que costumam cursar com epilepsia de difícil controle ou refratária aos esquemas terapêuticos convencionais e comprometimento cognitivo. No entanto, mesmo em epilepsias consideradas de bom prognóstico, como a epilepsia autolimitada da infância com pontas centrotemporais, um padrão de comprometimento cognitivo vem sendo cada vez mais reconhecido.[5] Evidências científicas sugerem uma associação entre a quantidade de descargas epilépticas interictais, sobretudo na primeira hora de sono, e o grau de comprometimento cognitivo diurno, sugerindo que a disfunção do sono relacionada a descargas epilépticas afeta os mecanismos neurofisiológicos e neuroquímicos envolvidos nos processos de memória e aprendizagem.[5,6]

Por outro lado, durante o sono REM, a caraterística assincronia das descargas neuronais tende a reduzir e/ou focalizar a atividade epiléptica cerebral.[7]

Efeitos dos fármacos anticrises sobre a qualidade e a arquitetura do sono

Fármacos anticrises utilizados para o tratamento das epilepsias podem, por sua vez, também afetar a arquitetura e, por conseguinte, a qualidade do sono (Tabela 7.1). Dentre as medicações mais utilizadas na prática clínica no manejo de adolescentes com epilepsia, evidências sugerem que clobazam reduz o sono de ondas lentas, enquanto levetiracetam aumenta a proporção desse estágio de sono. Fenobarbital e levetiracetam reduzem a proporção de sono REM, e clobazam reduz a latência para sono, enquanto despertares encontram-se reduzidos em indivíduos em uso de levetiracetam, clobazam e fenobarbital. Fenobarbital e fenitoína reduzem a latência para sono. A carbamazepina aparenta aumentar a eficiência e o tempo total de sono, reduzindo a latência para o sono e os despertares noturnos, além de aumentar a proporção de sono de ondas lentas e reduzir a de sono REM. Ao contrário, a etossuximida reduz o sono de ondas lentas e aumenta a proporção de sono REM.[8] A oxcarbazepina aumenta o tempo total de sono.[9] Em relação à lamotrigina, evidências são conflitantes sobre o aumento da proporção de sono REM. Topiramato e lamotrigina não provocam aumento da sonolência diurna, mas fenobarbital sim, bem como levetiracetam em doses elevadas (a partir de 2 g/dia). Em relação ao ácido valproico, substância amplamente utilizada na prática clínica e com a qual a sonolência diurna é um efeito colateral bastante prevalente entre as descrições, as evidências são conflitan-

52 | SONO DOS ADOLESCENTES

tes. É importante apontar que tais efeitos podem variar conforme particularidades do indivíduo, dosagem medicamentosa e combinação medicamentosa.

Tabela 7.1 Efeito dos fármacos anticrises sobre a arquitetura do sono.

	Latência	N1	N2	N3	REM	Despertares	TVS	Eficiência
Carbamazepina	↓	–	–	↑	↓	↓	↓	↑
Oxcarbazepina	–	–	–	–	–	–	–	↑
Ácido valproico	–	–	↑	↑	–	↓	–	↑
Clobazam	↓	↓	↑	↓	–	–	↓	–
Levetiracetam	–	–	↑	↓	–	–	↓	↑
Fenobarbital	↓	–	↑	–	↓	↓	–	–
Fenitoína	↓	↓	↓	↑	–	–	–	–
Lamotrigina	–	–	–	↓	↑	–	–	–
Topiramato	–	–	–	–	–	–	–	–
Etossuximida	–	↑	–	↓	↑	–	–	–

N1: sono NREM estágio 1; N2: sono NREM estágio 2; N3: sono NREM estágio 3, ou sono de ondas lentas; REM: sono REM (movimento rápido dos olhos); TVS: tempo de vigília após o início do sono; ↓: reduz a proporção; ↑: aumenta a proporção; -: não altera a proporção.
Fonte: Adaptada de Jain et al. e Liguori et al.[8,9]

Distúrbios do sono entre pacientes com epilepsia

Estima-se que distúrbios do sono sejam mais comuns entre indivíduos com epilepsia em relação a controles, com cerca de um terço dos adultos referindo a presença de um distúrbio do sono, podendo esta estimativa ser ainda mais elevada, chegando a 50% entre crianças e adolescentes.[10] Entre a população adulta, a prevalência de insônia é estimada em torno de 50% entre pacientes com epilepsia, enquanto a da síndrome de apneia-hipopneia do sono em até 26%.[10] Um estudo que avaliou o sono de crianças com epilepsia e com queixas de sono a partir de polissonografia identificou que aquelas com menor controle das crises apresentavam menor eficiência de sono, maior índice de despertares e maior proporção de sono REM.[11] Crianças com epilepsia e apneia obstrutiva do sono tinham maior índice de massa corporal, maior latência para o sono, índice de despertares noturnos mais elevado e, apesar de um índice de apneia-hipopneia menor, níveis mais graves de dessaturação de oxigênio em relação aos não epilépticos. Em estudo de participantes com idade média de 14 anos, cujos sonos foram avaliados por meio de questionários, os sintomas de distúrbios obstrutivos do sono eram mais frequentes entre os que tinham epilepsia em relação aos não epilépticos (65% *vs.* 3,9%), assim como os sintomas de hipersonolência diurna (75% *vs.* 15%) e de parassonias (53% *vs.* 4%), independentemente de estarem os pacientes com epilepsia livres de crises há pelo menos 1 ano.[12] Uma metanálise englobando 19 estudos e um total de mais de 900 crianças e adolescentes (média de 10,8 anos) encontrou que, entre indivíduos com queixas de sono, os com epilepsia apresentavam risco maior de despertares noturnos, parassonias e distúrbios respiratórios do sono.[13]

Síndromes epilépticas da adolescência com crises durante o sono ou na transição sono-vigília

O termo "síndrome epiléptica" diz respeito a um conjunto de características presentes em determinadas epilepsias que contemplam a semiologia de crises associadas a achados característicos ao eletroencefalograma e à neuroimagem. Nas síndromes epilépticas, tornam-se previsíveis a faixa etária de apresentação, gatilhos para a deflagração de crises epilépticas e prognóstico.[14] Entre elas, algumas apresentam-se com crises clássicas e predominantemente ocorrem durante o sono ou a transição sono-vigília.

Epilepsia autolimitada da infância com pontas centrotemporais

Apesar de o pico de incidência dessa síndrome epiléptica ser dos 7 aos 9 anos de idade, ela pode surgir até a adolescência precoce, próxima dos 13 anos, e costuma remitir até os 16 anos.[15] Caracteriza-se por crises epilépticas de início focal, com parestesia e atividade clônica da loja inferior da face, associada à salivação e disartria, podendo haver generalização e envolvimento dos quatro membros, em uma crise tônico-clônico bilateral. Apesar de poder haver crises diurnas, a maior parte ocorre à noite, sendo que até 60% dos pacientes apresentam crises exclusivamente durante o sono. O eletroencefalograma demonstra espículas nas regiões centrais e temporais uni ou bilaterais que podem estar presentes na vigília e se potencializam durante o sono NREM.[16] Apesar do curso autolimitado e da baixa frequência de crises epilépticas na maior parte dos pacientes, evidências sugerem alterações na qualidade e na arquitetura do sono de crianças com diagnóstico de BECTS (do inglês *benign epilepsy with centro-temporal spikes*), caracterizadas por maior latência para o início do sono, maior latência para adormecer e para o sono REM, maior tempo desperto durante a noite, mais queixas de parassonias e de sonolência diurna.[3,17] Ademais, apesar do quociente de inteligência preservado, evidências sugerem prejuízos na memória visuoespacial de curto prazo, atenção e flexibilidade cognitiva, parâmetros estes que mostraram melhora após tratamento medicamentoso.[18]

Epilepsia hipermotora relacionada ao sono

Síndrome epiléptica com idade média de incidência na adolescência (14 anos), mas podendo se apresentar tanto na infância quanto na idade adulta. Caracteriza-se por crises epilépticas de curta duração (inferior a 2 minutos), que acontecem durante o sono noturno ou diurno, estereotipadas, com componente motor caracterizado por movimentos bruscos, tônicos ou distônicos assimétricos, podendo também haver episódios hipermotores, caracterizados por movimentos complexos de chutar, pedalar ou balancear, frequentemente acompanhados de vocalizações e/ou expressão facial de medo, podendo ocorrer também deambulação. Os episódios são frequentemente confundidos com terrores noturnos ou sonambulismo.[19] O eletroencefalograma interictal pode ser normal, e a monitorização videoeletroencefalográfica e/ou polissonográfica pode ser decisiva para o diagnóstico preciso. A atividade epileptiforme advém sobretudo das regiões frontais, porém outras áreas cerebrais podem estar envolvidas.

A etiologia pode ser estrutural e/ou genética, tendo displasias focais e heterotopias como base, eventualmente associadas a diversas mutações (entre elas nos genes CHRNA4, CHRNA2, CHRNB2, CRH, KCNT1 e DEPDC5P).[20-22]

Epilepsia mioclônica juvenil

Configura uma das síndromes epilépticas generalizadas mais comuns da infância e da adolescência, sendo responsável por 20% a 30% dos casos. A idade média de apresentação da doença é aos 15 anos (variando entre 12 e 18 anos, mas podendo incidir entre a primeira e a quarta décadas de vida), com uma elevada proporção de pacientes (no mínimo, 78%) necessitando de tratamento por tempo indeterminado.[23]

Caracteriza-se clinicamente por episódios mioclônicos ocorrendo nas primeiras horas após o despertar (sobretudo as primeiras 2 horas), com pacientes descrevendo episódios de "sustos" nos quais chegam a derrubar objetos das mãos. A maior parte dos pacientes apresenta crises epilépticas generalizadas tônico-clônicas bilaterais, e aproximadamente 30% apresentam crises do tipo ausência.[24] A privação de sono é um importante deflagrador de crises epilépticas nesses pacientes, sugerindo ser o sono um fator protetor para essa síndrome epiléptica específica, apesar de a atividade epileptiforme estar ativada durante o sono. Uma maior excitabilidade cortical matinal, possivelmente mediada por inibição do neurotransmissor inibitório ácido gama--aminobutírico (GABA) pelo núcleo supraquiasmático, pode ser uma explicação para a maior ocorrência de crises epilépticas ao despertar.[25]

Os achados eletroencefalográficos mais característicos são surtos de complexos espícula--onda lenta entre 4 Hz e 6 Hz generalizados com acentuação nas regiões frontocentrais, favorecidos pela fotoestimulação intermitente.[23]

Estudos avaliando a qualidade do sono desses pacientes descrevem alterações na macro e microestrutura, com maior latência para o sono, maior tempo de vigília após início do sono, menor eficiência do sono, além de achados característicos de aumento da instabilidade do sono NREM.[25]

Morte súbita inesperada em epilepsia

A morte súbita em paciente com epilepsia, mais conhecida como SUDEP (abreviatura do inglês *sudden unexpected death in epilepsy*), é definida quando preenche todos os critérios a seguir: morte súbita inesperada, presenciada ou não, não traumática e não secundária a afogamento, ocorrendo em circunstâncias benignas, com ou sem evidência de ter sido antecedida por crise epiléptica, porém excluindo estado de mal epiléptico (crise epiléptica durando ao menos 30 minutos ou crises reentrantes sem recuperação de consciência entre os eventos) documentado, no qual o exame pós-morte não revela a causa do óbito. A SUDEP pode ocorrer em diversas circunstâncias, inclusive durante o sono.[26]

A SUDEP é o evento mais temido em epilepsia. Confere efeitos trágicos sobre a família e os cuidadores, e infelizmente, ainda é pouco discutido entre médicos neurologistas e seus pacientes com epilepsia.[26]

Historicamente considerada como tendo uma incidência entre crianças e adolescentes um quinto inferior àquela de adultos, evidências mais recentes sugerem taxas semelhantes entre essas duas populações etárias, com frequência estimada entre 1 e 9 por 1.000 pessoas por ano. A menor incidência previamente descrita possivelmente se deve a maior subnotificação dos casos entre crianças e ao desconhecimento sobre o tema entre profissionais da saúde que atendem a população pediátrica.[27,28]

O principal fator de risco para a ocorrência de SUDEP é a presença de crises epilépticas generalizadas tônico-clônicas bilaterais. O controle de crises também influencia a incidência de SUDEP, sendo que pacientes com ao menos três crises tônico-clônicas bilaterais ao ano têm risco 15 vezes maior de SUDEP em relação aos indivíduos com epilepsia controlada ou com relatos de episódios menos frequentes. De fato, não estar livre de crises epilépticas entre 1 e 5 anos confere um risco 4,7 vezes maior de SUDEP entre os pacientes. A presença de crises epilépticas noturnas, a ausência de supervisão noturna sobre tais pacientes, assim como não adicionar substância anticrise epiléptica em pacientes com quadro clínico refratário, e um maior número de substâncias anticrises epilépticas utilizadas são também descritos como fatores de risco.[29] Em crianças e adolescentes, a presença de comorbidades (sobretudo cardíacas ou respiratórias), síndromes genéticas (envolvendo mutações de SCN1A e duplicação do cromossomo 15q) levando a epilepsias refratárias, alterações estruturais ao exame de ressonância magnética de encéfalo e intercorrências sistêmicas agudas (como infecções e febre) causando alterações do padrão basal de frequência de crises podem estar envolvidos como fatores de risco.[27]

Fatores respiratórios e cardíacos têm sido implicados na fisiopatologia da SUDEP. Apneias centrais após crises epilépticas, edema pulmonar de origem neurogênica, asfixia posicional (para indivíduos encontrados em decúbito ventral) ou laringoespasmo pós-ictal são possíveis mecanismos respiratórios implicados na origem da SUDEP. Do ponto de vista cardiológico, diversos mecanismos, sobretudo distúrbios do ritmo cardíaco observados concomitantemente à atividade epiléptica, assistolia ictal ou hipoxemia ictal são também mecanismos possivelmente envolvidos.[26]

Referências bibliográficas

1. Derry CP, Duncan S. Sleep and epilepsy. Epilepsy Behav. 2013;26(3):394-404.
2. Fisher RS, Acevedo C, Arzimanoglou A, Bogacz A, Cross JH, Elger CE et al. ILAE official report: a practical clinical definition of epilepsy. Epilepsia. 2014;55(4):475-482.
3. Halal CDS, Horta BL, Nunes ML. Polysomnographic aspects of sleep architecture on self-limited epilepsy with centrotemporal spikes: A systematic review and meta-analysis. Sleep Sci. 2017;10(4):161-167.
4. Gibbon FM, Maccormac E, Gringras P. Sleep and epilepsy: unfortunate bedfellows. Arch Dis Child. 2019;104(2):189-192.
5. Chan S, Baldeweg T, Cross JH. A role for sleep disruption in cognitive impairment in children with epilepsy. Epilepsy Behav. 2011;20(3):435-440.
6. Parisi P, Bruni O, Pia Villa M, Verrotti A, Miano S, Luchetti A et al. The relationship between sleep and epilepsy: the effect on cognitive functioning in children. Dev Med Child Neurol. 2010;52(9):805-810.
7. Nunes ML. Sleep and epilepsy in children: clinical aspects and polysomnography. Epilepsy Res. 2010;89(1):121-125.
8. Jain SV, Glauser TA. Effects of epilepsy treatments on sleep architecture and daytime sleepiness: an evidence-based review of objective sleep metrics. Epilepsia. 2014;55(1):26-37.

9. Liguori C, Toledo M, Kothare S. Effects of anti-seizure medications on sleep architecture and daytime sleepiness in patients with epilepsy: A literature review. Sleep Med Rev. 2021;60:101559.

10. Nobili L, Beniczky S, Eriksson SH, Romigi A, Ryvlin P, Toledo M et al. Expert Opinion: Managing sleep disturbances in people with epilepsy. Epilepsy Behav. 2021;124:108341.

11. Kaleyias J, Cruz M, Goraya JS, Valencia I, Khurana DS, Legido A et al. Spectrum of polysomnographic abnormalities in children with epilepsy. Pediatr Neurol. 2008;39(3):170-176.

12. Maganti R, Hausman N, Koehn M, Sandok E, Glurich I, Mukesh BN. Excessive daytime sleepiness and sleep complaints among children with epilepsy. Epilepsy Behav. 2006;8(1):272-277.

13. Winsor AA, Richards C, Bissell S, Seri S, Liew A, Bagshaw AP. Sleep disruption in children and adolescents with epilepsy: A systematic review and meta-analysis. Sleep Med Rev. 2021;57:101416.

14. Scheffer IE, Berkovic S, Capovilla G, Connolly MB, French J, Guilhoto L et al. ILAE classification of the epilepsies: Position paper of the ILAE Commission for Classification and Terminology. Epilepsia. 2017;58(4):512-521.

15. Carreño M, Fernández S. Sleep-Related Epilepsy. Curr Treat Options Neurol. 2016;18(5):23.

16. Kothare SV, Kaleyias J. Sleep and epilepsy in children and adolescents. Sleep Med. 2010;11(7):674-685.

17. Tang SS, Clarke T, Owens J, Pal DK. Sleep behavior disturbances in rolandic epilepsy. J Child Neurol. 2011;26(2):239-243.

18. Baglietto MG, Battaglia FM, Nobili L, Tortorelli S, De Negri E, Calevo MG et al. Neuropsychological disorders related to interictal epileptic discharges during sleep in benign epilepsy of childhood with centrotemporal or Rolandic spikes. Dev Med Child Neurol. 2001;43(6):407-412.

19. Tinuper P, Bisulli F, Cross JH, Hesdorffer D, Kahane P, Nobili L et al. Definition and diagnostic criteria of sleep-related hypermotor epilepsy. Neurology. 2016;86(19):1834-1842.

20. Steinlein OK, Magnusson A, Stoodt J, Bertrand S, Weiland S, Berkovic SF et al. An insertion mutation of the CHRNA4 gene in a family with autosomal dominant nocturnal frontal lobe epilepsy. Hum Mol Genet. 1997;6(6):943-947.

21. Nobili L, Proserpio P, Combi R, Provini F, Plazzi G, Bisulli F et al. Nocturnal frontal lobe epilepsy. Curr Neurol Neurosci Rep. 2014;14(2):424.

22. Nobili L, Cardinale F, Magliola U, Cicolin A, Didato G, Bramerio M et al. Taylor's focal cortical dysplasia increases the risk of sleep-related epilepsy. Epilepsia. 2009;50(12):2599-2604.

23. Yacubian EM. Juvenile myoclonic epilepsy: Challenges on its 60th anniversary. Seizure. 2017;44:48-52.

24. Shahnaz, Sher K, Abdul Sattar R. Clinical and EEG characteristics of Juvenile Myoclonic Epilepsy. Pak J Med Sci. 2014;30(1):12-15.

25. Xu L, Guo D, Liu YY, Qiao DD, Ye JY, Xue R. Juvenile myoclonic epilepsy and sleep. Epilepsy Behav. 2018;80:326-330.

26. Nashef L, So EL, Ryvlin P, Tomson T. Unifying the definitions of sudden unexpected death in epilepsy. Epilepsia. 2012;53(2):227-233.

27. Milroy CM. Sudden unexpected death in epilepsy in childhood. Forensic Sci Med Pathol. 2011;7(4):336-340.

28. Saxena A, Jones L, Shankar R, McLean B, Newman CGJ, Hamandi K. Sudden unexpected death in epilepsy in children: a focused review of incidence and risk factors. J Neurol Neurosurg Psychiatry. 2018;89(10):1064-1070.

29. Harden C, Tomson T, Gloss D, Buchhalter J, Cross JH, Donner E et al. Practice Guideline Summary: Sudden Unexpected Death in Epilepsy Incidence Rates and Risk Factors: Report of the Guideline Development, Dissemination, and Implementation Subcommittee of the American Academy of Neurology and the American Epilepsy Society. Epilepsy Curr. 2017;17(3):180-187.

capítulo 8

Não durmo, logo não aprendo!

Maria Cecilia Lopes
Gustavo Antonio Moreira

Introdução

O tempo e a qualidade de sono são prioridades na investigação do sono dos adolescentes. O fator idade interfere no tempo e na expressão dos transtornos do sono. A maturação cerebral é presumivelmente o componente indispensável na determinação do nosso sono.[1] Um exemplo da importância da plasticidade cerebral tem como escopo mais amplo em crianças com hiperatividade e déficit de atenção, onde temos uma imaturidade do córtex pré-frontal. Existe uma especial atenção para relação do sono com a maturação cerebral, quando o sono pode ser considerado uma janela para o desenvolvimento neuropsicomotor,[2] assim como a consolidação da memória dependente do sono.[3] As necessidades de sono são definidas e normatizadas em todo o mundo e apropriadas à idade, ou seja, a literatura científica busca um consenso para quantidade de sono necessária ao funcionamento ideal das nossas habilidades cognitivas.

Existem revisões recentes sobre restrição de sono em diferentes estudos, caracterizando o fator sono insuficiente como principal componente a ser abordado nos transtornos de aprendizado em adolescentes, sendo relatadas diferenças de sono de fim de semana para dia de semana, importância dos cochilos e particularidades sobre sono dos adolescentes.[4-8] Não há dúvida de que o sono insuficiente está associado às alterações de habilidades cognitivas, particularmente em adolescentes. Em 2018, foram respondidos questionários por mais de 1.000 adolescentes brasileiros, onde 17% dos adolescentes relataram que demoram para levantar-se da cama após despertados cerca de 40 minutos, e um percentual de 61% acha difícil e desagradável acordar 6 horas da manhã.[9] Lo & Chee propuseram que o sono restrito nas noites sucessivas prejudica múltiplas funções cognitivas, felizmente ocorrendo benefícios com sono de recuperação de fim de semana.[4] Davidson et al.[10] tiveram o mesmo resultado em pacientes com diferentes diagnósticos, e também com transtorno de déficit de atenção/hiperatividade (TDAH), demonstrando que a restrição de sono afeta domínios específicos de regulação cognitiva e emocional. Nesse estudo, houve abordagem predominante do componente atencional, e sugeriram menor competência acadêmica, tempos de reação mais variáveis e dificuldades nas tarefas de função executiva na presença de restrição de sono.

Matricciani et al.[11] realizaram uma revisão sistemática com metanálise verificando associação entre sono e cognição. Os 39 estudos sistematicamente metarrevisados por apenas três estudos tinham foco na cognição e cinco tinham um escopo mais amplo, incluindo desempenho cognitivo ou acadêmico, entre outros resultados, demonstrando que fatores genéticos e circadianos podem determinar diferenças nas respostas à restrição de sono. O efeito do sono na cognição merece estudos mais amplos, em várias faixas etárias, com grupos controles bem definidos. Nos adolescentes, temos que aumentar o tempo de sono com metodologias de higiene do sono e comportamentais, trazendo dados sobre a importância do sono no aprendizado. Reforçar necessidade de recuperação do sono insuficiente nos finais de semana pode gerar benefícios ao aprendizado dos nossos adolescentes.

Sono e cognição

O sono é fundamental para um ótimo desempenho físico e mental, pois promove o aprendizado e a memória.[12,13] Além disso, é reflexo de atividades eletroencefalográficas que interagem com as anatomias oral, craniofacial e neurológica. Existe uma macroestrutura do sono que é dividida em sono não REM (NREM) e sono REM. O sono NREM é ainda dividido em três subtipos de acordo com as oscilações eletroencefalográficas (EEG): estágio N1, com ondas lentas, ondas agudas do vértice ou fragmentação do ritmo de vigília; N2, com atividade fásica como complexo K e fusos do sono; e estágio N3, também chamado de sono de ondas lentas, com atividade de ondas lentas, que são oscilações de amplitude delta, as quais consistem na atividade onde as sinapses são moduladas e preparadas para toda a informação que recebemos durante a vigília.

Existe uma nova hipótese sobre as funções do sono de ondas lentas, que é a hipótese de homeostase sináptica.[14] De acordo com ela, os processos plásticos que ocorrem durante a vigília resultam em um aumento da força sináptica em muitos circuitos cerebrais. O papel do sono é reduzir a força sináptica para um nível que seja energeticamente sustentável e benéfico para o aprendizado e a memória. De acordo com Tononi e Cirelli,[14] o sono é o preço que temos que pagar pela plasticidade, e seu objetivo é a regulação homeostática do peso sináptico total que afeta os neurônios. A hipótese é responsável por grande número de previsões específicas e tem implicações tanto para transtornos do sono quanto do humor (Tabela 8.1).

Efeitos da privação do sono nos adolescentes

O sono do adolescente é um problema de saúde pública em muitos países. Padrões de sono ruins, incluindo sono insuficiente, inconsistente, não restaurador, interrompido ou mal programado (p. ex., dormir à tarde), afetam cerca de 30% a 70% dos adolescentes na Europa e nas Américas, onde pelo menos um quarto deles tem dificuldade em adormecer à noite e sente-se cansado durante o dia. Os padrões de sono dos adolescentes diferem nos dias escolares e não escolares, e seu ciclo circadiano de vigília é atrasado em 2 a 3 horas em relação aos adultos. Os horários de início precoce da escola entram em conflito com esse ciclo circadiano, levando a um sono truncado durante a semana. Nos finais de semana e feriados, os adolescentes tendem a dormir mais tarde. Essa discrepância nos tempos de sono é chamada de *jet lag* social.

Tabela 8.1 Hipóteses sobre sono e cognição.

Hipóteses	Resumos	Referências
Consolidação da memória sono dependente	Essa hipótese supõe uma melhora de recuperação de memórias após um intervalo com sono em relação a um intervalo com vigília.	Stickgold, 2005[3]
Sistema ativo de consolidação	Duas abordagens: • Consolidação de sistemas por redistribuição de informações a serem memorizadas, sugerindo um diálogo entre neocórtex e hipocampo. • Consolidação sináptica sugere que alterações locais estimulam circuitos neuronais.	Dudai, 2004;[15] Klinzing, Niethard & Born, 2019;[6] Dudai, Karni & Born, 2015[17]
Papel da repetição neural na formação da memória	O sono prepara certas memórias para serem repetidas ou um processo de consolidação de memória associado ao sono. A generalização dependente do sono neutraliza a abundância de estudos de memória declarativa (ou seja, reconhecimento explícito ou recordação de fatos e eventos), estimula flexibilidade cognitiva ou a criatividade. Traços de memória se tornam instáveis para facilitar sua interação e extração de características comuns.	Born et al., 2006;[18] Jegou et al., 2019;[19] Wilhelm et al., 2011[20]
A hipótese do duplo processo	Essa hipótese propõe que o sono de ondas lentas desempenha seu papel nas memórias declarativas, enquanto o sono REM pode desempenhar um papel na consolidação de memórias não declarativas (ou implícitas), procedurais e emocionais.	Ackermann & Rasch, 2014[21]

Fonte: Adaptada de Spruyt, 2021.[12]

Outros aspectos contribuem para o jovem dormir menos do que o necessário, tais como mudança do cronotipo, aumento das demandas escolares, excesso de atividade extracurriculares, ampliação das atividades sociais e, principalmente, uso em demasia de dispositivos eletrônicos (TV, celular, *tablet*) no começo da noite.[22] O efeito da luz na retina envia informações ao núcleo supraquiasmático, que codifica esse excesso de luz como representação do dia, provocando atraso do ciclo circadiano. O perfil da melatonina é truncado pela exposição à luz ambiente antes de dormir. Níveis de exposição à luz ambiente (> 200 *lux*) no princípio da noite suprimem o início da síntese de melatonina, encurtando a duração de sua secreção em cerca de 90 minutos, em comparação com a exposição à luz de pouca intensidade (< 3 *lux*).[23] Esta estimativa é importante quando se coloca no contexto de que a luminosidade em uma sala de estar a noite é em torno de 400 *lux*, sendo que as telas têm emissão luminosa superior.

O sono insuficiente está associado a repercussões negativas, como risco de acidentes, lesões físicas, hipertensão arterial, diabetes, dislipidemia, obesidade, sonolência excessiva diurna, depressão, ansiedade, ideação suicida, déficit cognitivo, déficit de atenção, prejuízo da memória, mau aproveitamento escolar, absenteísmo e abandono escolar.[24,25] Em adolescentes, o sono insuficiente correlaciona-se com o aumento do risco de pensamentos suicidas e automutilação. A privação crônica do sono aumenta o risco subsequente de doenças cardiovasculares e diabetes melito do tipo 2. A associação entre a duração do sono curto e a obesidade em crianças e adolescentes foi demonstrada em vários estudos transversais e prospectivos, ressaltando como a privação crônica de sono pode prejudicar a saúde.

Estudos nacionais e internacionais mostram dados alarmantes, com um crescente aumento do sono insuficiente em adolescentes. Nos Estados Unidos, 75% dos jovens no último ano do ensino médio relatam dormir menos do que 8 horas por noite. Dados nacionais demonstram que o percentual de jovens que dormem menos do que o preconizado aumenta com o progredir da idade.[26] Cerca de 58% das crianças em idade escolar e 78% dos adolescentes em idade escolar têm sono.[27]

Uma estratégia para diminuir o sono insuficiente de adolescentes seria atrasar o início das aulas escolares em pelo menos 1 hora. A Academia Americana de Pediatria (AAP) publicou em 2014 uma diretriz que recomenda ampla estratégia de mudanças dos horários escolares. No entanto, ainda não teve impacto em todos os estados norte-americanos. O Comitê da AAP afirma que há quantidade substancial de pesquisas demonstrando que atrasar o horário de início das aulas é uma contramedida eficaz para a perda crônica de sono e tem uma ampla gama de benefícios potenciais para os alunos em relação à saúde física e mental, segurança e desempenho acadêmico.[28] A AAP apoia fortemente os esforços dos distritos escolares para otimizar o sono dos alunos e estimula as escolas de ensinos médio e fundamental a buscarem horários de início que permitam aos alunos atingir níveis ideais de sono (8,5 a 9,5 horas) e melhorar o desempenho físico (para reduzir risco de obesidade) e mental (para diminuir as taxas de depressão), saúde, segurança, desempenho acadêmico e qualidade de vida.

Em 2018, um estudo da Associação Brasileira de Sono[9] demonstrou que 59% dos jovens de 13 a 17 anos estavam insatisfeitos com a duração do sono nos dias de semana, contrastando com 72% de satisfação nos fins de semana. A média da duração de sono nesta população durante a semana era de 6,7 horas por noite, e, aos finais de semana, de 8,9 horas por noite, indicando claramente débito de sono. Assim, a Associação Brasileira de Sono também recomenda que se atrase o horário de início escolar para alunos do ensino médio. Uma experiência inicial em três escolas do Paraná[29] demonstrou benefícios na sonolência diurna e no humor após atrasar o início das aulas em 1 hora por um período curto (3 semanas).

Apesar desses potenciais benefícios, uma revisão sistemática e metanálise[30] mostrou que a qualidade de evidência é muito baixa e associada a alto risco de viés. Em um total de 11 estudos com 297.994 participantes, estudou-se desempenho acadêmico, quantidade e qualidade do sono, indicadores de saúde mental, absenteísmo e estado de alerta do aluno. Em alguns estudos, os resultados mostram associações positivas entre o início tardio do horário escolar e dos desfechos descritos anteriormente, porém, outros estudos mostram resultados conflitantes. É importante observar as limitações dessa evidência, especialmente porque ensaios clínicos randomizados e estudos primários de alta qualidade são difíceis de conduzir; os sistemas escolares muitas vezes não querem ou são incapazes de permitir aos pesquisadores o controle necessário sobre a programação e os dados coletados.

Transtornos do sono nos adolescentes

A coexistência de transtornos do sono, como a apneia obstrutiva do sono (AOS), transtornos do movimento e insônia, pode amplificar os efeitos deletérios da privação crônica de sono. Pois, além de ter uma quantidade menor de sono, este será de má qualidade. Esses transtornos por si só já foram associados à alteração do comportamento em crianças e sonolência excessiva em adolescentes. E ainda podem levar a alterações cognitivas, acadêmicas e cardiovasculares. Por outro lado, o sono insuficiente pode ser um fator que aumenta o risco de desenvolver AOS, pois a privação do sono altera os mecanismos dos hormônios da saciedade e fome (leptina e grelina), levando à obesidade. A obesidade é sabidamente o principal fator de risco para AOS nos adolescentes.

Uma interação similar e bidirecional também existe entre a privação do sono e as doenças mentais. Ansiedade e depressão costumam estar associadas à insônia. É difícil estimar se o transtorno de sono ou de humor apareceu antes, mas ambos têm importantes consequências no desempenho e na qualidade de vida do adolescente. A insônia é um transtorno frequente em adolescentes, ainda mais se houve coexistência de doenças psiquiátricas. A prevalência da insônia foi de 29% entre os adolescentes com transtorno do déficit de atenção e hiperatividade (TDAH), 31% em jovens com ansiedade e 48% naqueles com depressão.[31]

Uma metanálise recente descreve evidências da associação entre distúrbios do sono e depressão em crianças e jovens. Diferentes mecanismos têm sido propostos para explicar a associação entre distúrbios do sono e a depressão, incluindo ativação de vias inflamatórias, neuroplasticidade anormal, aprendizado alterado e interrupção do ritmo circadiano. A prevenção da depressão deve visar perfis de risco multicomponentes, possivelmente incluindo sono, e dados de síntese são necessários para a seleção dos fatores de risco modificáveis a serem abordados e priorizados no momento de planejar a prevenção.[32]

A ansiedade é uma das principais causas de distúrbios do sono em adolescentes, enquanto, ao contrário, os distúrbios do sono estão associados ao maior risco de desenvolvimento de sintomas de ansiedade. A ansiedade e os problemas de sono são comumente associados a outros transtornos psiquiátricos e são fatores de risco independentes para suicídio, uso de substâncias psicoativas e doenças cardiovasculares na adolescência, indicando que o tratamento de ambos no início da adolescência pode reduzir o risco de desfechos adversos.[33]

Em um estudo multinacional, examinando a ligação entre o comportamento sedentário e a presença de ansiedade induzida por distúrbios de sono, após ajuste para idade, sexo, insegurança alimentar (medida *proxy* para *status* socioeconômico) e atividade física, os adolescentes sedentários por mais de 8 horas por dia tiveram 2,3 vezes mais chances de ansiedade induzida por transtornos de sono do que adolescentes sedentários por menos de 1 hora por dia. Esse é um dos mecanismos que pode explicar o aumento da incidência de problemas psiquiátricos no período de isolamento social da pandemia de Covid-19.

Passadas as piores ondas da pandemia quando a morbimortalidade era elevada, deparamo-nos com a Covid-longa, definida como a persistência de sintomas 4 semanas após o diagnóstico. Uma metanálise demonstrou que a prevalência de Covid-longa em crianças e adolescentes é de 25%, sendo as manifestações clínicas mais prevalentes: sintomas de humor (16%), fadiga (9,7%), distúrbios do sono (8,4%), cefaleia (7,8%) e sintomas respiratórios (7,6%). Esses dados colocam questões desafiantes para os serviços de saúde. Profissionais de saúde, quando estiverem diante de adolescentes com problemas de sono, devem pensar em Covid-longa, além de privação de sono, insônia, doenças psiquiátricas e apneia obstrutiva do sono.

Fenótipos circadianos e interferência no aprendizado

O sono insuficiente tem sido associado aos vários sintomas nos adolescentes tais como: insônia inicial, fragmentação do sono, despertares precoces e sonolência excessiva diurna, que ocorrem em decorrência de alterações moleculares e alterações de sistemas de neurotransmissores. O marca-passo biológico envia sinais de alerta e de sono durante o dia, sendo denominados fatores homeostáticos. A ruptura desses sinais pode ser seguida de sonolência excessiva diurna e/ou insônia. A alteração do ritmo circadiano no nível molecular ou de sistemas pode gerar transtornos de sono, seguida de sono insuficiente de acordo com atividades sociais ou profissionais. O marca-passo biológico é um importante alvo para alterar o ciclo sono-vigília por vias farmacológicas e não farmacológicas.[34] A geração de ritmos circadianos é influenciada por idade, capacidade visual e condições físicas diversas. A interrupção de geradores de ritmos interfere diretamente na consolidação e tempo de sono, com fragmentação do sono, insônia inicial, despertares precoces e sonolência diurna. Estilo de vida associado aos trabalhos de turno, e as viagens longas estão associadas ao sono fragmentado por atrasos e impedimentos de ressincronização do ritmo circadiano para as mudanças comportamentais e adaptações ambientais.

O núcleo supraquiasmático coordena por 24 horas o relógio genético que controla o ciclo sono-vigília, alimentação, secreção corticosteroide e outras funções biológicas durante o ciclo claro-escuro. Fatores que alteram o ciclo de 24 horas têm sido descritos: exposição à luz, melatonina, assim como efeitos dos hábitos alimentares, efeitos da resiliência individual e interações sociais. O marca-passo primário do sistema circadiano está no núcleo supraquiasmático com acoplamento funcional com osciladores celulares autônomos, que geram a expressão de uma complexa alça de retroalimentação molecular. A alça de regulação resulta da expressão de um largo número de genes que regulam coordenadamente o metabolismo, a atividade elétrica, a liberação de neurotransmissores e os neuropeptídios no núcleo supraquiasmático. É bem estabelecido que há diferenças individuais nos ritmos circadianos no cronotipo[35] e na preferência diurna.[36] Indivíduos podem ser identificados como "cotovias", ou seja, aqueles que acordam muito cedo ou "corujas", sendo fenótipos circadianos claramente definidos por actigrafia objetiva e marcadores de fase circadiana.

Os matutinos (cotovias) têm sono menos interrompido,[37] alimentação mais saudável,[38] menor risco de obesidade, de diabetes,[39] e têm maior habilidade para alcançar padrões mais altos no mundo esportivo.[40] Os vespertinos (corujas) têm maior sonolência diurna.[41] O aumento do consumo de álcool e do abuso de substâncias[42] diminuem o bem-estar psicológico por meio de taxas mais altas de depressão.[43] Além disso, têm-se descrito desfechos negativos para a saúde, como obesidade,[44] e tem-se percebido a ligação deles com as maiores taxas de mortalidade.[45] Transtornos do sono associados aos transtornos do ritmo circadiano na adolescência aumentam diagnósticos psiquiátricos.[46] Os adolescentes apresentam a dessincronização constante de seus ritmos circadianos internos por meio da tentativa de "se encaixar" no tempo social externo. Por exemplo, horários de trabalho diurnos em jovens vespertinos podem interagir com uma incompatibilidade biológica, sendo denominada uma condição de "*jet lag* social".

O estudo da restrição de sono na população infantojuvenil e seu tratamento poderiam melhorar o treinamento da memória de trabalho, que ainda merece atenção. O sono afeta a cognição de maneiras complexas. As evidências que ligam o sono à cognição permanecem dispersas, em razão, provavelmente, dos estudos interpretarem o cérebro em desenvolvimento. Há mais de um tipo de cognição, e o sono não é um estado homogêneo (p. ex., sua macro/microestrutura). Para entender o papel do sono na cognição, precisamos desmembrar seus componentes. "Dormir" é um conceito multidimensional. Além do sono, as características de macroestrutura/microestrutura envolvem vários parâmetros que estão relacionados: hora de dormir/hora de levantar e quanto tempo demora para adormecer/acordar; duração e qualidade do sono; estado de alerta após o despertar; tempo de sono dentro do ritmo de 24 horas; variabilidade de cada um desses parâmetros; sonolência/fadiga; e vários biomarcadores, como a produção endógena de melatonina durante condições de pouca luz. Entrelaçados os fatores, e cada um contribuirá para o desempenho cognitivo. A cognição tem sido frequentemente investigada em termos de atenção, função executiva, memória e, mais globalmente, como desenvolvimento ou desempenho intelectual. Estudos de replicação são necessários.[12]

Apesar das ressalvas nas pesquisas atuais, o sono é fundamental para a cognição. Assim, melhorar o sono (ou qualquer um de seus componentes) também melhorará a cognição (qualquer subfunção/domínio) desde a infância até a adolescência. Além disso, estudos gradualmente acumulam evidências de que o sono insuficiente no início da vida pode ter resultados adversos no desenvolvimento mais tarde na fase adulta. Para a prática clínica, continua a ser pertinente promover o sono ideal e oportuno, identificando os ganhos específicos e individuais. Geralmente, pode-se especular que interrupção do sono pode ter um impacto seletivo em um domínio cognitivo sensível. No entanto, mais pesquisas são necessárias para entender melhor o potencial desses marcadores de risco/proteção. Os principais fatores para um sono ideal são: horários de sono apropriados para a idade; regularidade no tempo, comportamento e ambiente; e comportamentos adequados de higiene do sono (p. ex., tempo limitado de tela, exercícios e dieta adequados, ou seja, circunstâncias que promovam o sono).

Conclusão

Na presença de hábitos de sono inadequados, o comportamento sofre modulações, com consequente efeito do sono na cognição. Fatores relacionados ao sono e ao aprendizado devem ser abordados na adolescência, assim como os efeitos da privação do sono nos adolescentes. A abordagem dos efeitos da privação de sono aguda e crônica nos adolescentes deve ser estudada, e intervenções precoces instaladas.

Referências bibliográficas

1. Roffwarg HP, Muzio JN, Dement WC. Ontogenetic development of the human sleep-dream cycle. Science 1966;152(3722):604-619.
2. Kohyama J. Sleep as a window on the developing brain. Curr Probl Pediatr. 1998;28(3):69-92.

3. Stickgold R. Sleep-dependent memory consolidation. Nature 2005;437(7063):1272-1278.
4. Lo JC, Chee MW. Cognitive effects of multi-night adolescent sleep restriction: current data and future possibilities. Curr Opin Behav Sci 2020;33:34-41.
5. Sun W, Ling J, Zhu X, Lee TM, Li SX. Associations of weekday-to-weekend sleep differences with academic performance and health-related outcomes in school-age children and youths. Sleep Med Rev. 2019;46:27-53.
6. Horváth K, Plunkett K. Spotlight on daytime napping during early childhood. Nat Sci Sleep. 2018;10:97-104.
7. Goder R, Prehn-Kristensen A. Sleep and cognition in children and adolescents. Z Kinder Jugendpsychiatr Psychother 2018;46(5):405-422.
8. Galvan A. The need for sleep in the adolescent brain. Trends Cogn Sci. 2020; 24(1):79-89.
9. Associação Brasileira do Sono. Dossiê: Horários Escolares e Implicações no Sono de Adolescentes, 2018.
10. Davidson F, Rusak B, Chambers C, Corkum Penny. The impact of sleep restriction on daytime functioning in school-age children with and without ADHD: a narrative review of the literature. Can J Sch Psychol 2019;34(3):188-214.
11. Matricciani L, Fraysse F, Grobler AC, Muller J, Wake M, Olds T. Sleep: population epidemiology and concordance in Australian children aged 11-12 years and their parents. BMJ Open. 2019;9(Suppl 3):127-135.
12. Spruyt K. Neurocognitive Effects of Sleep Disruption in Children and Adolescents. Child Adolesc Psychiatr Clin N Am. 2021;30:27-45.
13. Tononi G, Cirelli C. Sleep and the Price of Plasticity: From Synaptic and Cellular Homeostasis to Memory Consolidation and Integration. Neuron. 2014;81(1):12-34.
14. Tononi G, Cirelli C. Sleep function and synaptic homeostasis. Sleep Med Rev. 2006;10(1):49-62.
15. Dudai Y. The neurobiology of consolidations, or, how stable is the engram? Annu Rev Psychol. 2004;55:51-86.
16. Klinzing JG, Niethard N, Born J. Mechanisms of systems memory consolidation during sleep. Nat Neurosci 2019;22(10):1598-1610.
17. Dudai Y, Karni A, Born J. The consolidation and transformation of memory. Neuron. 2015;88(1):20-32
18. Born J, Rasch B, Gais S. Sleep to remember. Neuroscientist 2006;12(5):410-424.
19. Jegou A, Schabus M, Gosseries O, Dahmen B, Albouy G, Desseilles M et al. Cortical reactivations during sleep spindles following declarative learning. NeuroImage. 2019;195:104-12.
20. Wilhelm I, Diekelmann S, Molzow I, et al. Sleep selectively enhances memory expected to be of future relevance. J Neurosci 2011;31(5):1563.
21. Ackermann S, Rasch B. Differential effects of non-REM and REM sleep on memory consolidation? Curr Neurol Neurosci Rep. 2014;14(2):430.
22. Schaan CW, Cureau FV, Sbaraini M, Sparrenberger K, Kohl Iii HW, Schaan BD. Prevalence of excessive screen time and TV viewing among Brazilian adolescents: a systematic review and meta-analysis. J Pediatr (Rio J) 2019;95(2):155-165.
23. Golombek DA, Rosenstein RE. Physiology of circadian entrainment. Physiol Rev. 2010;90(3):1063-1102.
24. Owens J. Insufficient sleep in adolescents and young adults: an update on causes and consequences. Pediatrics. 2014;134(3):e921-32.
25. Scott J, Etain B, Miklowitz D, Crouse JJ, Carpenter J, Marwaha S et al. A systematic review and meta--analysis of sleep and circadian rhythms disturbances in individuals at high-risk of developing or with early onset of bipolar disorders. Neurosci Biobehav Rev. 2022;135:104585.
26. Vilela TS, Bittencourt LR, Tufik S, Moreira GA. Factors influencing excessive daytime sleepiness in adolescents. J Pediatr (Rio J). 2016;92:149-155.

27. Felden EP, Filipin D, Barbosa DG, Andrade RD, Meyer C, Louzada FM. Factors associated with short sleep duration in adolescents. Rev Paul Pediatr. 2016;34(1):64-70.

28. Adolescent Sleep Working Group. School start times for adolescents Pediatrics. 2014;134(3):642-649.

29. de Araújo LBG, Bianchin S, Pedrazzoli M, Louzada FM, Beijamini F. Multiple positive outcomes of a later school starting time for adolescents. Sleep Health. 2022;8(5):451-457.

30. Marx R, Tanner-Smith EE, Davison CM, Ufholz LA, Freeman J, Shankar R et al. Later school start times for supporting the education, health, and well-being of high school students. Cochrane Database Syst Rev. 2017;7(7):CD009467.

31. Hysing M, Heradstveit O, Harvey AG, Nilsen SA, Bøe T, Sivertsen B. Sleep problems among adolescents within child and adolescent mental health services. An epidemiological study with registry linkage. Eur Child Adolesc Psychiatry. 2022;31(1):121-131.

32. Marino C, Andrade B, Campisi SC, et al. Association Between Disturbed Sleep and Depression in Children and Youths: A Systematic Review and Meta-analysis of Cohort Studies. JAMA Netw Open. 2021;4(3):e212373.

33. Vancampfort D, Van Damme T, Stubbs B, Wong M, Zhao H, Jing X et al. Sedentary behavior and anxiety-induced sleep disturbance among 181,093 adolescents from 67 countries: a global perspective. Sleep Med. 2019;58:19-26.

34. Mistlberger RE. Circadian regulation of sleep in mammals: role of the suprachiasmatic nucleus. Brain Res Brain Res Rev. 2005;49(3):429-454.

35. Roenneberg T, Kuehnle T, Juda M, Kantermann T, Allebrandt K, Gordijn M et al. Epidemiology of the human circadian clock. Sleep Med Rev. 2007;11(6):429-438.

36. Horne JA, Ostberg O. Individual differences in human circadian rhythms. Biol Psychol. 1977;5(3):179-190.

37. Taillard J, Philip P, Coste O, Sagaspe P, Bioulac B. The circadian and homeostatic modulation of sleep pressure during wakefulness differs between morning and evening chronotypes. J Sleep Res. 2003;12(4):275-282.

38. Kanerva N, Kronholm E, Partonen T, Ovaskainen ML, Kaartinen NE, Konttinen H et al. Tendency toward eveningness is associated with unhealthy dietary habits. Chronobiol Int. 2012;29(7):920-927.

39. Ross KM, Graham Thomas J, Wing RR. Successful weight loss maintenance associated with morning chronotype and better sleep quality. J Behav Med. 2016;39(3):465-471.

40. Lastella M, Roach GD, Halson SL, Sargent C. The chronotype of elite athletes. J Hum Kinet. 2016;54 219-225.

41. Owens JA, Dearth-Wesley T, Lewin D, Gioia G, Whitaker RC. Self-regulation and sleep duration, sleepiness, and chronotype in adolescents. Pediatrics 2016;138:e20161406.

42. Wittmann M, Paulus M, Roenneberg T. Decreased psychological well-being in late "chronotypes" is mediated by smoking and alcohol consumption. Subst Use Misuse. 2010;45(1-2):15-30.

43. Merikanto I, Lahti T, Kronholm E, Peltonen M, Laatikainen T, Vartiainen E Evening types are prone to depression. Chronobiol Int. 2013;30(5):719-725.

44. Roenneberg T, Allebrandt KV, Merrow M, Vetter C. Social jetlag and obesity. Curr Biol. 2012;22(10):939-943.

45. Knutson KL, von Schantz M. Associations between chronotype, morbidity and mortality in the UK Biobank cohort. Chronobiol Int. 2018;35(8):1045-1053.

46. Alvaro PK, Roberts RM, Harris JK. The independent relationships between insomnia, depression, subtypes of anxiety, and chronotype during adolescence. Sleep Med. 2014;15(8):934-941.

capítulo 9

Sono na era da pandemia da Covid-19

Samanta Andresa Richter
Magda Lahorgue Nunes

Introdução

No final de dezembro de 2019, novos casos de uma pneumonia aguda grave, até então de origem desconhecida, surgem na cidade de Wuhan, província de Hubei, na China. O novo vírus descoberto pertencente à família Coronaviridae, ficou conhecido como SARS-CoV-2 e rapidamente se espalhou por todos os continentes.[1]

Em março de 2020, a Organização Mundial da Saúde (OMS) declarou estado de calamidade pública em razão da pandemia causada pelo novo vírus SARS-CoV-2. Caracterizada por sua alta transmissibilidade, a doença causada pelo vírus foi chamada de Covid-19.[1] Passados mais de 2 anos, estima-se que a mortalidade mundial associada à pandemia da Covid-19 foi de 14,9 milhões de pessoas entre 2020 e 2021.[2]

Com a finalidade de conter a rápida disseminação da doença, foram introduzidas diversas medidas, como o uso de máscaras de proteção e o isolamento social. O fechamento abrupto dos serviços e do comércio em geral fez as escolas terem seu funcionamento interrupido e depois adaptado para o modelo *online*.[3]

A interrupção inesperada e prolongada das rotinas escolares normais, das atividades diárias e das conexões sociais representou um importante fator de risco para a saúde física e mental dos adolescentes. Como resultado da diminuição do bem-estar geral, o isolamento social aumentou os níveis de estresse, e essas mudanças afetaram as atividades diárias e os padrões de sono. Além disso, ressalta-se que, durante a primeira onda da pandemia da Covid-19, em 2020, o fechamento das escolas teve efeitos negativos sobre os hábitos de saúde das crianças em idade escolar, incluindo menos atividade física, aumento da exposição à tela e padrões irregulares de sono.[4]

"Coronasomnia" é um novo termo cunhado para se referir aos desafios do sono relacionados à pandemia.[5] Cerca de 40% das pessoas tiveram problemas para dormir, e estudos detectaram aumentos notáveis nos sintomas de insônia tanto em adultos[6] como em crianças e adolescentes.[7]

A boa qualidade do sono é essencial para a saúde, pois atua diretamente no crescimento e desenvolvimento neuronal, cognitivo e imunológico dos seres humanos.[8] Mudanças significativas na rotina durante o isolamento — horários de sono mais flexíveis, pior qualidade do sono, cochilos diurnos prolongados, aumento da exposição à tela, diminuição da exposição à luz do dia, redução da atividade física e aumento do comportamento sedentário, redução das interações sociais e aumento do estresse e da ansiedade — contribuíram para a consolidação de padrões de sono não saudáveis e o aumento da prevalência de distúrbios do sono.[7] Este capítulo tem como objetivo abordar questões do sono dos adolescentes durante a era da pandemia da Covid-19.

Mudanças nas rotinas diárias dos adolescentes durante a pandemia da Covid-19

As medidas restritivas adotadas mundialmente para contenção da pandemia da Covid-19 trouxeram mudanças profundas nas rotinas diárias dos adolecentes. Certamente elas contribuíram para o aumento de queixas e problemas de sono (Quadro 9.1).

Quadro 9.1 Mudanças que podem contribuir para problemas na rotina do sono.
• Dificuldade de ajuste a um novo horário diário ou à falta de horário.
• Manter o controle do tempo pode ser difícil sem hábitos típicos de rotina, como ir à escola, passear com amigos, praticar exercícios ou ir a festas.
• A mudança de horários e rotinas pode levar a flutuações na hora de dormir e acordar, o que pode reduzir o tempo para dormir ou provocar sonolência excessiva diurna.
• Ficar restrito ao domicílio, especialmente se houver redução do nível de luz natural, pode diminuir os sinais baseados em luz para vigília e sono, conhecidos como zeitgebers, que são cruciais para o ritmo circadiano.

Fonte: Adaptado de National Sleep Foundation, 2022.[9]

Fechamento das escolas e adaptação para aulas *online*

Um dos maiores impactos da pandemia da Covid-19 para os adolescentes foi o fechamento das escolas, o que fez o modelo tradicional de ensino se modificar abruptamente. Com a proibição da aula presencial, o modelo de ensino *online* se tornou o veículo de educação mais viável para possibilitar a continuidade do ensino no Brasil e no mundo.[10]

As aulas *online* tiveram seu impacto no sono dos adolescentes, pois permitiam um acordar mais tardio em função de não haver deslocamento para a escola, entretanto observou-se também um atraso no horário de dormir, sendo este mais tardio do que o habitual.[11] A falta da rotina escolar foi observada como fator de risco para problemas de sono nos adolescentes durante a pandemia.[4,9]

A mudança repentina do modelo escolar tradicional levou também à desmotivação e à evasão escolar.[12,13] De acordo com os dados do Fundo das Nações Unidas para a Infância (UNICEF), em novembro de 2020 já havia, no Brasil, mais de 5 milhões de crianças e adolescentes sem acesso à educação (número semelhante ao que o Brasil tinha no início dos anos 2000).[14]

Pesquisadores das áreas da educação e da saúde enfatizam que a pandemia deixou ainda mais clara a importância da escola e das aulas presenciais para garantir a educação, a saúde mental, a nutrição, o desenvolvimento e a proteção dos adolescentes contra a violência.[15,16]

Qualidade e duração do sono

A qualidade do sono dos adolescentes foi avaliada em diversos estudos, os quais enfatizaram a piora da qualidade no início pandemia em 2020.[17,18] Uma revisão da literatura mostrou que durante a primeira fase das restrições pela Covid-19, a prevalência de distúrbios do sono nos adolescentes foi de 54% e de má qualidade de sono foi de 27%. Esse estudo confirmou que a duração do sono e o dormir mais tardiamente durante o confinamento foram variáveis que colaboraram para a má qualidade do sono.[7]

Um estudo realizado no Brasil revelou que 56,6% dos adolescentes entre 13 e 18 anos de idade apresentaram piora na qualidade do sono durante a pandemia da Covid-19, no ano de 2020.[17] Estudos relacionados a má qualidade do sono mostraram que adolescentes dormiram por mais horas durante a pandemia. Entretanto, a duração prolongada do sono não se refletiu em boa qualidade.[17-19]

Em relação à duração do sono, esse dado variou entre os estudos. O aumento da duração entre 30 minutos e 1 hora foi reportado.[20-22] A duração do sono só não foi maior durante a pandemia em adolescentes com sintomas depressivos.[23]

Insônia e sonolência excessiva diurna

Os estudos também apontaram um aumento na prevalência de distúrbios do sono, ligados à insônia e à ansiedade.[18,19] A prevalência de insônia nos adolescentes foi de 34,9% durante a Covid-19.[24] As maiores dificuldades que os adolescentes descreveram foram para iniciar o sono, seguido por interrupções do sono, sonhos perturbadores e sonolência durante o dia.[13,17]

Um estudo observou redução da sonolência excessiva diurna e de cochilos durante as aulas *online* em 2020, em comparação ao relatado durante as aulas tradicionais em 2019. Em 2021, entretanto, com o modelo híbrido (presencial e *online*) de ensino, a sonolência diurna aumentou em comparação ao primeiro ano de pandemia.[20]

Tempo de tela × sono

Uma das consequências da mudança abrupta nas rotinas diárias com o ensino e todo o contato social *online* foi o excesso de tempo de tela.[19,25] Esse aumento, especialmente no final da noite, pode ter impactado negativamente o sono. Ressalta-se que o tempo de tela pode estimular o cérebro de maneiras que dificultam o relaxamento, e a luz azul das telas pode suprimir a produção natural de melatonina.[9] O uso de telas era descrito, previamente à pandemia, como maior nos finais de semana. Durante a pandemia, porém, esse uso expandiu para os dias de semana, praticamente se igualando ao uso nos finais de semana.[4]

Estudos constataram o aumento na prevalência de distúrbios do sono associados ao uso de dispositivos eletrônicos, um deles relatou que 30,4% dos adolescentes que apresentavam algum tipo de distúrbio do sono utilizaram dispositivos eletrônicos durante a pandemia.[19] Outro fator que contribuiu fortemente para o aumento de uso de eletrônicos foram as aulas em formato *online*, e além disso o fato de muitas plataformas de séries e jogos terem sido ampliadas durante o período de bloqueio.

Medidas de higiene do sono

Em 2022, a National Sleep Foundation, elaborou recomendações sobre higiene do sono para os períodos de restrição domiciliar, e elas podem ser úteis para os casos em que as queixas de sono permaneceram mesmo após o término do isolamento social. As recomendações foram divididas em quatro categorias:[9]

- **Criar um quarto indutor de sono:** usar colchão e travesseiro de alto desempenho; escolher roupas de cama de qualidade; evitar a interrupção da luz; cultivar a paz e o silêncio; encontrar uma temperatura agradável; e introduzir aromas agradáveis;
- **Otimizar o horário de sono:** definir um horário fixo para dormir e para acordar; ter cuidado com os cochilos durante o dia (a melhor hora para tirar uma soneca é logo após o almoço no início da tarde, e esta deve durar cerca de 20 minutos). Ajustar seu horário de dormir e acordar gradualmente permite que seu corpo se acostume com as mudanças e que estas sejam mais sustentáveis;
- **Criar uma rotina antes de dormir:** relaxar por pelo menos 30 minutos; diminuir as luzes; e desconectar dos dispositivos (p. ex., *tablets*, telefones celulares e *laptops*) que podem manter o cérebro conectado, dificultando o relaxamento;
- **Promover hábitos pró-sono durante o dia:** ver a luz do dia; encontrar tempo para realizar atividade física; monitorar a ingestão de cafeína; atentar para a ingestão de álcool; não comer muito tarde; não fumar e reservar sua cama apenas para dormir.

Estudos longitudinais

Ao longo dos últimos 2 anos, as pesquisas científicas foram voltadas para o assunto para o qual a humanidade mais buscava respostas: a Covid-19. O cenário das pesquisas refletiu também sobre os assuntos que envolviam o sono e principalmente o seu impacto durante a pandemia.

Os estudos relacionados ao sono envolveram adultos, crianças e adolescentes. Na Tabela 9.1, relatamos estudos que investigaram o sono de adolescentes. Eles avaliaram qualidade do sono, duração do sono e prevalência dos distúrbios do sono durante a pandemia da Covid-19. Os estudos tiveram metodologia semelhante e foram prospectivos de cunho observacional, alguns longitudinais. A coleta de dados foi feita por meio de questionários disponibilizados *online* para a população de estudo. Entende-se que o método para a busca de dados foi utilizado pela condição que a pandemia impôs frente aos pesquisadores.

Tabela 9.1 Estudos longitudinais que envolveram os adolescentes durante a pandemia da Covid-19.

Autores	Ano de publicação	País	Amostra	Variáveis mensuradas	Resultados encontrados
Genta FD et al.[24]	2021	Brasil	193	Qualidade do sono Duração do sono	A duração do sono aumentou e a qualidade do sono melhorou apenas entre os adolescentes com curta duração do sono antes da pandemia.
Ranjbar K et al.[12]	2021	Iran	2.697	Duração do sono	53,5% dos adolescentes tinham mais de 12 horas de sono.
Zhou SJ et al.[17]	2021	China	11.835	Qualidade do sono Duração do sono Prevalência de distúrbios do sono	A má qualidade do sono foi maior em estudantes universitários (12,6%) do que em estudantes do ensino médio (7,1%). A duração do sono foi pior em estudantes do ensino médio (50,1%) e 23,2% dos adolescentes tiveram insônia.
Liao S. et al.[22]	2021	China	2.496	Duração do sono	A curta duração do sono foi associada ao risco de sintomas depressivos (p = < 0,001).
Socarras LR et al.[21]	2021	Canadá	498	Duração do sono	A duração do sono aumentou em 1 hora e 13 minutos durante a semana e em 31 minutos durante os fins de semana.
Windiani IGAT et al.[18]	2021	Indonésia	243	Duração do sono Prevalência de distúrbios do sono	A duração do sono foi < 8 horas (62,9%). 30,4% dos adolescentes apresentavam distúrbios do sono.
Lim MTC et al.[20]	2021	Singapura	593	Duração do sono	A duração do sono aumentou 0,35 hora.
Lu C et al.[23]	2020	China	965	Prevalência de distúrbios do sono	A prevalência de insônia aumentou 34,9%.

Fonte: Desenvolvida pela autoria.

Conclusão

As mudanças na rotina diária durante a pandemia da Covid-19 trouxeram um grande desafio para as famílias com filhos adolescentes em relação ao sono. O que aprendemos com a pandemia da Covid-19? Um ponto crucial é que as rotinas diárias desempenham um papel fundamental para uma boa qualidade do sono. E que dormir a mais (por muitas horas) não necessariamente significa um sono de boa qualidade.

Referências Bibliográficas

1. World Health Organization (WHO). Coronavirus disease (COVID-19). [Internet]. 2020. Disponível em: https://www.who.int/emergencies/diseases/novel-corona-virus2019. [Accessed 12 July 2022].
2. World Health Organization (WHO). 14.9 million excess deaths associated with the COVID-19 pandemic in 2020 and 2021. [Internet]. 2022. Disponível em: https://www.paho.org/en/news/5-5-2022-149-million--excess-deaths-associated-covid-19-pandemic-2020-and-2021. [Accessed 12 July 2022].
3. Alvarez FE, Argente D, Lippi F. A simple planning problem for COVID-19 lockdown. NBER. 2020.
4. Guo YF, Liao MQ, Cai WL, Yu XX, Li SN, Ke XY, et al. Physical activity, screen exposure and sleep among students during the pandemic of COVID-19. Sci Rep. 2021;11(1):1-11.
5. Bhat S, Chokroverty S. Sleep disorders and COVID-19. Sleep Med. 2022;91:253-261.
6. Morin CM, Bjorvatn B, Chung F, Holzinger B, Partinen M, Penzel T et al. Insomnia, anxiety, and depression during the COVID-19 pandemic: An international collaborative study. Sleep Med. 2021;87:38-45.
7. Sharma M, Aggarwal S, Madaan P, Saini L, Bhutani M. Impact of COVID-19 pandemic on sleep in children and adolescents: a systematic review and meta-analysis. Sleep Med. 2021;84:259-267.
8. National Sleep Foundation. Sleep Guidelines During the COVID-19 Pandemic. [Internet]. 2022. Disponível em: https://www.sleepfoundation.org/sleep-guidelines-covid-19-isolation. [Accessed 10 July 2022].
9. Ridley M. Das aulas presenciais às aulas remotas: as abruptas mudanças impulsionadas na docência pela ação do Coronavírus — o COVID-19! Rev Cient Schola. 2020;6(1):1-4.
10. Bruni O, Malorgio E, Doria M, Finotti E, Spruyt K, Melegari MG, et al. Changes in sleep patterns and disturbances in children and adolescents in Italy during the Covid-19 outbreak. Sleep Med. 2022;91:166-174.
11. Puteikis K, Mameniškytė A, Mameniškienté R. Sleep Quality, Mental Health and Learning among High School Students after Reopening Schools during the COVID-19 Pandemic: Results of a Cross-Sectional Online Survey. Int J Environ Res Public Health. 2022;19(5):2553.
12. Ranjbar K, Hosseinpour H, Shahriarirad R, Ghaem H, Jafari K, Rahimi T et al. Students' attitude and sleep pattern during school closure following COVID-19 pandemic quarantine: a web-based survey in south of Iran. Environ Health Prev Med. 2021;26(1):1-10.
13. Fundação das Nações Unidas para a Infância - UNICEF. "Nesta volta às aulas, é urgente ir atrás de quem deixou a escola ou não conseguiu aprender na pandemia", alerta UNICEF. [Internet]. 2022. Disponível em: https://www.unicef.org/brazil/comunicados-de-imprensa/nesta-volta-as-aulas-e-urgente-ir-atras-de-quem-deixou-escola-ou-nao-conseguiu-aprender-na-pandemia. [Accessed 15 July 2022].
14. Silva AS, Barbosa MTS, Souza-Velasque L, Alves DSB, Magalhães MN. The COVID-19 epidemic in Brazil: how statistics education may contribute to unravel the reality behind the charts. Educ Stud in Math. 2021;108(1):269-289.
15. The Lancet. COVID-19: the intersection of education and health. Lancet. 2021;397(10271):253.
16. Wearick-Silva LE, Richter SA, Viola TW, Nunes ML. COVID-19 sleep research group. Sleep quality among parents and their children during COVID-19 pandemic in a Southern-Brazilian sample. J Pediatr. 2022;98(3):248-255.
17. Zhou SJ, Wang LL, Yang R, Yang XJ, Zhang LG, Guo ZC et al. Sleep problems among Chinese adolescents and young adults during the coronavirus-2019 pandemic. Sleep Med. 2020;74:39-47.
18. Windiani IGAT, Noviyani NMR, Adnyana IGANS, Murti NLSP, Soetjiningsih S. Prevalence of sleep disorders in adolescents and its relation with screen time during the COVID-19 pandemic era. Open Access Maced J Med Sci. 2021;9(B):297-300.
19. Santos JS, Louzada FM. Changes in adolescents' sleep during COVID-19 outbreak reveal the inadequacy of early morning school schedules. Sleep Science. 2022;15(Spec 1):74.

20. Lim MTC, Ramamurthy MB, Aishworiya R, Rajgor DD, Tran AP, Hiriyur P et al. School closure during the coronavirus disease 2019 (COVID-19) pandemic-Impact on children's sleep. Sleep Med. 2021;78:108-114.

21. Socarras LR, Potvin J, Forest G. COVID-19 and sleep patterns in adolescents and young adults. Sleep Med. 2021;83:26-33.

22. Liao S, Luo B, Liu H, Zhao L, Shi W, Lei Y, Jia P. Bilateral associations between sleep duration and depressive symptoms among Chinese adolescents before and during the COVID-19 pandemic. Sleep Med. 2021; 84:289-293.

23. Lu C, Chi X, Liang K, Chen ST, Huang L, Guo T et al. Moving more and sitting less as healthy lifestyle behaviors are protective factors for insomnia, depression, and anxiety among adolescents during the COVID-19 pandemic. Psychol Res Behav Manag. 2020;13:1223.

24. Genta FD, Rodrigues Neto GB, Sunfeld JPV, Porto JF, Xavier AD, Moreno CRC, et al. COVID-19 pandemic impact on sleep habits, chronotype, and health-related quality of life among high school students: a longitudinal study. J Clin Sleep Med. 2021;17(7):1371-1377.

capítulo 10

Sono e transtorno do neurodesenvolvimento

Maria Cecilia Lopes
Clarissa Bueno
Leticia Maria Santoro Franco Azevedo Soster
Renata de Andrade Prado Gobetti
Anna Carolina Campos de Barros Luvizotto Monazzi

Introdução

O sono pode ser considerado como uma janela para a compreensão do desenvolvimento. Sua relação temporal entre eventos que ocorrem durante o dia, promovendo mudanças na expressão do sono durante a noite, acomete os adolescentes com suas comorbidades. Os transtornos do sono têm acompanhado o desenvolvimento dos seres humanos em todas as idades. As síndromes neurocomportamentais participam de uma família de transtornos de neurodesenvolvimento, quando ocorre uma ruptura nos processos de socialização, comunicação e aprendizado. Esses transtornos englobam transtorno de espectro autista (TEA), transtorno de déficit de atenção/hiperatividade (TDAH), síndromes epilépticas com alteração cognitiva, síndromes genéticas e patologias com atraso do desenvolvimento neuropsicomotor. Esses processos estão entre os transtornos de desenvolvimento com carga genética e com riscos de recorrência entre familiares. Seu início precoce, seu perfil sintomático e sua cronicidade envolvem mecanismos biológicos fundamentais relacionados particularmente à adaptação social. Esses processos podem levar à emergência de fenótipos altamente heterogêneos.

Como são síndromes originadas de alterações precoces e fundamentais no processo de socialização, levam aos vários impactos no desenvolvimento de atividade e adaptação, comunicação e interação social, entre outros comprometimentos. Muitas áreas do funcionamento cognitivo estão frequentemente preservadas e, por vezes, os indivíduos com essas condições exibem habilidades talentosas. O início precoce, o perfil de sintomas e a cronicidade dessas condições implicam mecanismos biológicos fundamentais na etiologia desses processos. Os avanços na genética, na neurobiologia e nos estudos de neuroimagem tendem a ampliar nossa compreensão sobre a natureza dessas condições. Nos últimos anos, a atenção aos transtornos do sono na infância e na adolescência aumentou consideravelmente em quadros neuropsiquiátricos e sobretudo nos transtornos do neurodesenvolvimento, como: TEA, síndrome de Rett, síndrome de Down, síndrome de Prader-Willi, síndrome de Angelman, assim como nas doenças neuromusculares. Detalharemos, a seguir, algumas particularidades dessas patologias.

Sono, desenvolvimento e transtornos psiquiátricos

Depois da revolução industrial e do desenvolvimento tecnológico, ocorreram importantes mudanças comportamentais entre atividades no trabalho e em casa, associadas particularmente à dificuldade de iniciar o sono. A redução do tempo total de sono dos pais impactou o sono de todos os membros da família. O tempo noturno acordado é uma parte proeminente da vida social nos dias de hoje, nos quais evidenciamos sintomas de procrastinação e inabilidade de iniciar o sono por hábitos rotineiros inadequados. O horário de ir para a cama tem se tornado cada vez mais tarde para vários indivíduos, e isso pode também explicar as queixas de sono insuficiente, bem como resultar em importantes alterações de ritmos cronobiológicos, afetando a rotina e interferindo na qualidade de sono das crianças.

Existe uma grande associação dos transtornos do sono com transtornos psiquiátricos e neurológicos e outras doenças, e há vários estudos demonstrando crianças e adolescentes com alterações comportamentais consequentes aos transtornos de sono.[1-4] Além disso, Mulvaney et al.[5] observaram que crianças com transtornos do sono tiveram pior desempenho escolar do que crianças sem o mesmo diagnóstico. Nos dias de hoje, está claro que a grade horária obrigatória antes das 8 horas da manhã para todos os adolescentes pode ser inadequada.

O sono é fator fundamental para crescimento e desenvolvimento. Já é reconhecido que as complicações no desenvolvimento neuropsicomotor são acumulativas e podem provocar comportamentos disruptivos, que, por definição, são caracterizados por um padrão comportamental negativista, desafiador, impaciente, hostil e vingativo.[7] O desenvolvimento social, cognitivo e psicológico, assim como o desenvolvimento e o crescimento físico, podem ser prejudicados caso não se obtenha o tempo de sono adequado na infância e na adolescência. Quadros como progressivo distúrbio de aprendizagem, fracasso escolar, baixa de autoestima, desmoralização, problemas de relacionamento entre membros da família e rejeição estão geralmente presentes nos transtornos psiquiátricos na infância e adolescência e são comumente também observados em pacientes com transtornos do sono. Torna-se fundamental a avaliação e intervenção precoce nessas faixas etárias.[7-8]

Interferências significativas na qualidade/intensidade do sono podem acarretar consequências comportamentais na infância e na adolescência que têm sido mapeadas. Entre os distúrbios do sono, o transtorno respiratório do sono tem sido associado a problemas comportamentais em crianças, como hiperatividade, déficit de atenção e pobre socialização. Além disso, funções neurocognitivas (como memória, aprendizagem e resolução de problemas) apresentam-se reduzidas em crianças com transtornos de sono.

Torna-se importante reconhecer que muitos transtornos comportamentais em crianças e adolescentes estão vinculados ao sono, atingindo uma alta prevalência e várias morbidades associadas. O reconhecimento precoce de fatores de risco para esses transtornos, por meio de uma política de atuação intersetorial e multidisciplinar, pode favorecer medidas preventivas e garantir melhor qualidade de vida, com uma relação positiva de custo-benefício para o indivíduo e o sistema de saúde. Existe a necessidade de detecção precoce das alterações de sono para uma possível mudança do padrão de morbidade neuropsiquiátrica e cardiovascular na fase adulta. Não há dúvidas de que o diagnóstico precoce de transtornos do sono em crianças pode prevenir muitos prejuízos à função neurocognitiva e ao sistema cardiovascular na fase adulta.

Os fatores biológicos, cognitivos, psicodinâmicos, etiológicos, familiares, sociais, econômicos e culturais são críticos e determinantes no curso natural das doenças psiquiátricas na infância. Os efeitos dos déficits precoces no desenvolvimento podem ser compensados ou exacerbados pelas oportunidades ou barreiras futuras. A família e/ou ambiente social podem amplificar e agravar acometimentos nos transtornos na infância e adolescência, O seguimento adulto de patologias iniciadas na infância é um resultado da interação entre esforços terapêuticos e fatores de risco e protetores. O prognóstico pode depender da habilidade da criança e da família em lidar com os transtornos comportamentais.[9]

O foco das pesquisas sobre síndrome neurocomportamentais e transtornos do neurodesenvolvimento é esperado para tratamentos mais eficazes, assim como preventivos. Os estudos do sono nesses pacientes revelam ativações do sistema nervoso central que, por vezes, tornam o sono instável e as atividades corticais hiperfuncionantes durante o sono. A instabilidade do sono pode ser medida por meio da análise do padrão alternante cíclico (CAP, do inglês, *cyclic alternating pattern*), que é um marcador de plasticidade cerebral, sendo que a instabilidade do sono está presente desde os períodos precoces do desenvolvimento. Esse padrão pode auxiliar, p. ex., na diferenciação da gravidade de autismo.[10-13] É comum a queixa de insônia inicial ou de manutenção nos transtornos neurocomportamentais, sendo fundamental a higiene do sono nesses casos.

Transtorno do espectro autista

O transtorno do espectro autista (TEA) é um transtorno do neurodesenvolvimento definido por déficits persistentes na interação social e comunicação e associado a padrões repetitivos e restritos de interesses, comportamentos ou atividades.[14] A presença de transtornos do sono nesta população é extremamente frequente, acometendo 50% a 83% das crianças e adolescentes diagnosticados com TEA.[15] E embora os tipos de distúrbios se alterem com o passar dos anos, as queixas de sono aparecem comumente na primeira infância e muitas vezes persistem até a adolescência.

Os sintomas mais comuns nos adolescentes incluem dificuldade de iniciar e manter o sono, despertares noturnos frequentes e muitas vezes prolongados, despertar precoce, parassonia e horários irregulares de sono que podem interferir na aderência para escola. A associação entre latência prolongada para iniciar o sono e a dificuldade de manter o sono são os distúrbios do sono mais comuns e tendem a diminuir com a idade. Os fatores neurobiológicos implicados no TEA se sobrepõem com os fatores na regulação do ciclo sono-vigília. Essa intersecção envolve os neurotransmissores GABA e serotonina, bem como a melatonina, e são algumas das justificativas para os distúrbios do sono nessa população específica.[16] Considerando a alta taxa de problemas de sono na população de neuroatípicos, todos os jovens dentro do espectro precisam ser investigados para distúrbios do sono, isso inclui avaliação de insônia, assim como distúrbios respiratórios e distúrbios do movimento. Embora o TEA por si só não seja um fator de risco para síndrome da apneia do sono obstrutivo, alguns adolescentes neuroatípicos apresentam outros fatores de risco, como obesidade, hipertrofia adenotonsilar ou anormalidades craniofaciais que favorecem os eventos obstrutivos durante o sono. Comportamentos incomuns que sugerem parassonia, como terror noturno ou sonambulismo, também justificam uma avaliação e até intervenção se o comportamento for potencialmente perigoso para crianças e adolescentes com TEA.

O tratamento dos distúrbios do sono deve ser multidimensional em razão da variabilidade de fatores causais. A abordagem comportamental é a primeira linha de tratamento nos casos de insônia e deve sempre ser realizada. A terapia farmacológica, embora sem aprovação do Food and Drug Administration (FDA) para crianças e adolescentes, é frequente nessa população, especialmente quando as intervenções comportamentais foram ineficazes. A melatonina é a mais comumente prescrita, seguida de medicamentos alfa-agonistas como a clonidina. Para as crianças com comportamentos agressivos ou hiperativos, o uso de risperidona e aripiprazol, antipsicóticos aprovados pelo FDA para a pediatria, podem ser uma alternativa. Não há medicamentos aprovados pela FDA para comorbidade pediátrica como síndrome das pernas inquietas (SPI), mas diante de um quadro clínico sugestivo, essa condição pode ser tratada com agentes dopaminérgicos (gabapentina ou clonidina) e, considerando a associação entre deficiência de ferro e SPI, assim como ocorre no transtorno do sono agitado, os níveis de ferro e ferritina devem ser avaliados e a suplementação de ferro pode ser indicada.[16]

Vale lembrar que o distúrbio do sono deve ser bem definido e as possíveis causas consideradas antes de recorrer ao tratamento medicamentoso. Essas informações e a presença ou ausência de comorbidades auxiliarão na escolha do medicamento utilizado. Sempre que possível, um medicamento que trata o distúrbio do sono enquanto também melhora a condição coexistente deve ser escolhido, iniciando com doses baixas e tituladas gradualmente durante o monitoramento de efeitos colaterais.

Sono no déficit de atenção com hiperatividade

A síndrome da hiperatividade, impulsividade e desatenção tem sido definida como transtorno do déficit de atenção com hiperatividade (TDAH). São definidos três subtipos dela: tipo combinado com desatenção e hiperatividade; tipo predominantemente desatento (considerados sonhadores) geralmente apresenta comorbidades com depressão e ansiedade; e tipo predominantemente hiperativo-impulsivo tem sido descrito mais em crianças mais novas. O diagnóstico clínico depende da presença de desenvolvimento normal, e rigorosa aplicação de critérios diagnósticos é necessária porque desatenção, impulsividade e atividade psicomotora exaltada são muito comuns em crianças, especialmente, em meninos. O mais evidente para diagnóstico é quando a criança apresenta altos níveis de atividade motora em vários lugares. Essas crianças apresentam dificuldades de motivação focada, organização e finalização de tarefas. Problemas escolares são frequentes. Muitas vezes o fracasso escolar pode evoluir para um comportamento disruptivo, uma vez que as crianças são geralmente pouco tolerantes para aceitar os próprios erros, podendo, assim, gerar o estigma da criança-problema, que as acompanhará até sua adolescência.[14]

Estima-se uma prevalência de 3% a 7% das crianças na idade escolar, sendo frequente também a comorbidade com outras patologias psiquiátricas, como, transtorno de conduta e transtorno desafiante e de oposição. Sendo uma síndrome heterogênea, tem vários fatores contribuindo para o seu desenvolvimento. Tem sido relatada uma disfunção do córtex pré--frontal, local que controla funções executivas, tais como: planejamento, organização e controle de impulsos. Estudos neuroquímicos demonstraram que este um múltiplo envolvimento de neurotransmissores, incluindo noradrenalina e dopamina. Estudos anatômicos demonstraram diferenças nas funções executivas comparados com controles: volume de córtex frontal menor, diferenças na simetria do núcleo caudado e menor tamanho do *vermis* cerebelar.[9,17]

Estima-se que em torno de 25% a 50% das crianças e adolescentes com TDAH apresentam transtorno do sono. Avaliação e tratamento adequado de tais problemas podem melhorar a qualidade de vida desses pacientes e reduzir tanto a gravidade da ADHD quanto o comprometimento associado. De acordo com Miano et al.,[18] o sono dos pacientes com TDAH apresenta cinco fenótipos: (1) um fenótipo do sono caracteriza-se principalmente por um estado de hipo-excitação, assemelhando-se à narcolepsia, o que pode ser considerado uma forma "primári" de ADHD (isto é, sem a interferência de outros transtornos do sono); (2) um fenótipo associado com atraso de latência do início do sono e com um maior risco de transtorno bipolar; (3) um fenótipo associado a distúrbios respiratórios do sono; (4) um outro fenótipo relacionado à síndrome das pernas inquietas (SPI) e/ou movimentos periódicos dos membros; (5) e, por último, um fenótipo relacionado à epilepsia e/ou ao eletroencefalograma (EEG) de descargas interictais. Cada fenótipo sono pode ser caracterizado por alterações do sono peculiares expressas por qualquer um nível de aumento ou diminuição da excitação durante o sono, podendo apresentar implicações importantes do tratamento.[18] O tratamento com estimulantes pode ser recomendado para a forma principal de TDAH, enquanto o tratamento das principais perturbações do sono ou de comorbidades (isto é, transtornos bipolares e epilepsia) é preferido em outros fenótipos sono. Todos os fenótipos do sono, exceto a principal forma de TDAH e os fenótipos relacionados à epilepsia benigna focal ou descargas EEG focais, estão associados a um aumento do nível de excitação durante o sono. Existe um aumento e uma diminuição da excitação que são atribuíveis a disfunções executivas controladas por regiões corticais pré-frontais (as principais áreas corticais implicados na patogénese de TDAH), e que o sistema de excitação, que pode ser hiperatividade ou hipoativado, dependendo da forma de fenótipo ADHD/sono.[18]

Estudos também demonstraram uma redução da instabilidade do sono por meio da diminuição da expressão do CAP.[19] Esse achado pode estar integrado com o aumento da pressão do sono durante o dia, decorrência da agitação psicomotora dos pacientes. No entanto, esses pacientes geralmente apresentam dificuldades para iniciar o sono, por provável componente de oposição, muitas vezes presentes nesses pacientes. Mais estudos sobre o sono na hiperatividade são necessários para definir o padrão do sono dessas crianças na presença de transtornos de sono e outras comorbidades. Concluindo, é muito comum também a associação de TDAH com síndrome das pernas inquietas e transtornos respiratórios do sono e sintomas de hiperatividade. Provavelmente, o tratamento eficaz do transtorno do sono, levará à consequente redução de sintomatologia de hiperatividade e ajudará no seguimento clínico destes pacientes.

Síndrome de Rett

A síndrome de Rett é um distúrbio neurológico progressivo e raro, causada majoritariamente pela mutação gene MECP2, localizado no cromossomo X, e que acomete principalmente meninas com uma prevalência de 1:10.000. É considerada a segunda causa de deficiência intelectual em mulheres após a síndrome de Down.

Os sintomas classicamente iniciam entre o 6º e o 18º mês de vida, envolvem comorbidades multissistêmicas e problemas comportamentais, como desregulação autonômica (responsáveis por alterações respiratórias, hiperventilação e/ou apneia), epilepsia, disfunção da deglutição, alterações gastrointestinais e comorbidades ortopédicas. Os problemas de sono são, igualmente, muito frequentes e relevantes e tendem a evoluir com a idade. Cerca de 70% das meninas com síndrome de Rett apresentam queixas de sono, e o padrão de sono prejudicado faz parte dos critérios diagnósticos, independentemente do gene responsável pela patologia.

A fisiopatologia dos distúrbios do sono nessa população não está bem elucidada, mas clinicamente observa-se inversão do ciclo sono-vigília, atraso de fase do início do sono, múltiplos despertares noturnos, redução do tempo de sono noturno e bruxismo, além do relato de acordar durante a noite rindo ou gritando e episódios de choro inconsolável. Também apresentam mais sonolência diurna, com cochilos diurnos frequentes e maior incidência de paroxismos (ondas agudas e espículas) na atividade elétrica cerebral durante o sono. Os distúrbios respiratórios durante a vigília, com fases de hiperventilação seguidas de parada respiratória (apneia) ou deglutição de ar, estão bem descritos na literatura. Vários estudos relataram uma alta incidência de apneia obstrutiva do sono.

A literatura sugere que anormalidades no centro respiratório, associadas à epilepsia de difícil controle, presença reflexo gastroesofágico e escoliose podem ser fatores subjacentes aos problemas de sono nessa população e como resultado, a polissonografia (PSG) é uma ferramenta valiosa que deve fazer parte da rotina de avaliação de crianças com Síndrome de Rett. A implementação de estratégias comportamentais e de higiene do sono é a terapia de primeira linha e auxilia o paciente e a família. Em caso de necessidade de associação com terapia medicamentosa, as drogas mais utilizadas incluem melatonina, agonista dopaminérgico e agonista de GABA. A avaliação do perfil de ferro (ferritina, transferrina e ferro sérico) deve ser considerado em caso de sono extremamente agitado ou síndrome das pernas inquietas. A apneia central e obstrutiva do sono deve ser considerada e adequadamente abordada.

Síndrome de Down

A trissomia do cromossomo 21, conhecida como síndrome de Down (SD), é o distúrbio cromossômico mais comum, com estimativas de prevalência que variam de 6,1 a 13,1 por 10.000 pessoas nos Estados Unidos. Indivíduos com SD apresentam uma copiosidade de condições médicas em associação, incluindo a apneia obstrutiva do sono (AOS). Crianças com SD têm uma incidência de AOS em torno de 30% a 60%, com aproximadamente um terço desses pacientes com AOS classificada como grave. Há um aumento dessa prevalência com a idade, acometendo até 90% dos adultos com SD.

O aumento da incidência nessa população é consequência de vários fatores, incluindo hipoplasia do terço médio da face e da maxila, alteração dos seios paranasais, macroglossia re-

82 | SONO DOS ADOLESCENTES

lativa, glossoptose, laringo e traqueomalácia, estenose traqueal, hipotonia generalizada, refluxo gastroesofágico, hipotireoidismo e obesidade com o índice de massa corporal (IMC) mostrando uma associação estatisticamente significativa com a presença de AOS, e reforça a importância de monitoramento do peso muito antes do início da puberdade. Além disso, indivíduos com SD tendem a ter um quadro mais grave de hipoxemia e hipoventilação, quando comparado às crianças sem SD, mesmo em caso de SAOS leve.

A presença de AOS está relacionada a um prejuízo global, incluindo alterações comportamentais, com destaque para irritabilidade e hiperatividade, além de prejuízo cognitivo, do desempenho acadêmico e alterações no humor. Ademais, a AOS pode exacerbar condições médicas preexistentes comuns nas crianças com SD como cardiopatias congênitas, doenças metabólicas e imunológicas e disfunções neurocognitivas. O tratamento da AOS e da hipoventilação nessa população é de suma importância, pois pode prevenir os efeitos adversos no desenvolvimento neurocognitivo e comportamental, bem como na qualidade de vida e no controle cardiometabólico.

Na população pediátrica com SD, assim como nas crianças sem SD, a adenotonsilectomia também é considerada a primeira linha de tratamento para AOS. No entanto, especialmente nessa população, a correção da hipertrofia adenotonsilar muitas vezes não é suficiente. Com uma taxa de sucesso de 50%, essa falha está relacionada aos múltiplos níveis de obstrução nas vias aéreas dessas crianças. Dado reforçador da necessidade de se ter uma abordagem multidisciplinar com tratamentos cirúrgicos e não cirúrgicos. Vale destacar a importância do controle da obesidade nessa população, sendo este um fator relevante para a AOS residual após a adenotonsilectomia.

Embora o tratamento dependa da fonte e do nível de obstrução, as opções de abordagem após possível falha da adenotonsilectomia incluem: CPAP, adenoidectomia de revisão, avanço do palato, redução por radiofrequência da base da língua, procedimentos de avanço do genioglosso, traqueotomia e distração da mandíbula. O uso da pressão positiva contínua nas vias aéreas (CPAP) tem benefícios imediatos para o alívio da obstrução das vias aéreas e demonstrou ser um tratamento eficaz para crianças que não são candidatos à adenotonsilectomia ou com AOS refratária após a cirurgia, assim como para as crianças com obesidade que apresentam um risco aumentado de AOS residual. O desafio, assim como na população adulta é a adesão ao aparelho e a tolerância da máscara. O uso de oxigênio suplementar durante o sono ajuda a reduzir os eventos de dessaturação e até o valor do IAH, mas não trata a origem dos eventos.

Síndrome de Prader-Willi e síndrome de Angelman

A síndrome de Prader-Willi (SPW) é uma doença genética, com prevalência de 1:10.000-25.000 nascidos vivos e secundária alteração no cromossomo 15q11-q13, principalmente por deleção cromossômica paterna (70% a 75% dos casos), mas também pode ser resultado de dissomia materna ou metilação anormal do cromossomo 15.[21] As crianças com essa síndrome se apresentam com grave atraso global no desenvolvimento neuropsicomotor, hipotonia, comprometimento cognitivo, obesidade, hipogonadismo e baixa estatura. Algumas crianças ainda apresentam hipotireoidismo como comorbidade, sendo um fator de agravo para AOS.

A síndrome de Angelman (AS) está intimamente associada à SPW, pois ambas as síndromes são caracterizadas por deficiência na expressão do braço longo do cromossomo 15.[21] No entanto, na SPW, os genes são deletados ou não expressos nos cromossomos paternos, enquanto na AS o gene materno que é deletado ou inativo. Na AS, a AOS ocorre em uma taxa maior do que na população geral, mas com prevalência menor do que entre os pacientes com SPW em que as taxas de AOS variam de 44% a 100%, igualmente distribuída entre os sexos. O aumento da viscosidade das secreções, as anormalidades craniofaciais levando ao estreitamento das vias aéreas e a hipotonia que corrobora para a maior colapsibilidade das vias aéreas contribuem para a maior prevalência de AOS nessas populações. A hipoventilação alveolar também pode ocorrer em ambas as patologias com maior incidência nas crianças com SPW. Assim, a PSG tem sido recomendada nesta população desde a primeira infância para rastrear quaisquer problemas respiratórios, e se sugere o acompanhamento com PSG mesmo após adenotonsilectomia (inclusive nos pacientes assintomáticos).

A eficácia da adenotonsilectomia no tratamento da AOS entre crianças com SPW é desconhecida, pois os estudos de tratamento com AT geralmente excluem pacientes com dismorfismo facial. Em crianças com SPW, as causas de estreitamento da via aérea superiores incluem hipotonia com comprometimento dos músculos das vias aéreas superiores, dismorfismo facial, hipoplasia do terço médio da face, restrição do volume pulmonar secundária à obesidade, escoliose e as anormalidades hipotalâmicas que levam a apneias centrais. Assim, espera-se que a AT ajude, mas não necessariamente cure a AOS.

Na AOS residual moderada a grave, a ventilação com pressão positiva com CPAP, muitas vezes bi-nível (BiPAP), é uma opção apropriada, porém mais uma vez a adesão ao aparelho é um desafio. Ela pode melhorar quando combinada com intervenções comportamentais e perda de peso. Os dispositivos dentários também podem ser utilizados. Para os adolescentes obesos, a cirurgia bariátrica pode ser uma alternativa, e mostrou melhora na AOS. No entanto, essa modalidade de tratamento geralmente é reservada para aqueles que são obesos mórbidos e falharam no ajuste da dieta. Outras alternativas cirúrgicas incluem reconstrução nasal (para desvio de septo ou aumento de cornetos), expansão rápida da maxila e cirurgias de avanço mandibular, no entanto, essas são opções ainda pouco estudadas nas crianças com SPW. A traqueostomia pode ser uma alternativa para os casos graves, principalmente nos pacientes com hipoventilação acentuada, má adesão ao aparelho de pressão positiva e sintomas de narcose.

Encefalopatia crônica não evolutiva e síndrome de malformação do SNC

As crianças e os adolescentes com encefalopatia crônica não progressiva por fatores pré, peri ou pós-natais apresentam prevalência de cerca de 23% de transtornos de sono,[22] predominando a dificuldade de iniciar e manter o sono, fragmentação do sono e aumento de eventos respiratórios. Muitas vezes há ausência de padrões característicos do sono, com redução de fusos e de sono REM.[23,24]

Há relatos que algumas crianças com doenças neurológicas não apresentam sono REM.[27] A investigação sobre fenótipos comportamentais poderá identificar fatores ambientais e orgânicos que influenciam a agressividade em adolescente com síndromes genéticas associadas à deficiência intelectual. O sono pode ser um marcador endofenótipo nessas síndromes. Várias outras síndromes malformativas podem cursar com alterações do sono e da respiração durante ele. Por exemplo, as crianças com hidrocefalia, mielomeningocele e Arnold-Chiari frequentemente apresentam hipoventilação durante o sono ou síndrome da apneia obstrutiva do sono.

Já na mucopolissacaridose, as alterações respiratórias durante o sono ocorrem em razão do acúmulo de mucopolissacárides na orofaringe, e os adolescentes portadores dessa patologia frequentemente apresentam síndrome da apneia obstrutiva do sono. Na síndrome de Sanfilippo, há dificuldade para iniciar o sono e despertares noturnos em cerca de 90% dos casos. Nas síndromes de Hunter e Hurler há predomínio da síndrome da apneia obstrutiva do sono.[25-28]

Doenças neuromusculares

As doenças neuromusculares (DNM) são doenças genéticas raras que acometem o sistema neuromuscular, resultando em fraqueza muscular e hipotonia. Pacientes que sofrem de DNM têm maior risco de apresentar distúrbios respiratórios do sono, com prevalência em torno de 40%. Os distúrbios são secundários ao quadro de fraqueza muscular progressiva que leva à hipoventilação, obstrução das vias aéreas superiores e retenção da secreção na via aérea e escoliose, resultando em apneias/hipopneias centrais e obstrutivas, assim como fragmentação do sono e má qualidade do sono. Além disso, a obesidade secundária à mobilidade limitada e/ou uso de esteroides, bem como anomalias craniofaciais, como macroglossia e retrognatia corroboram para o aumento do risco de DRS em crianças com DNM.[20]

Os sintomas de distúrbios respiratórios do sono se diferem nas variadas formas de DNM e diversificam com a idade. Sintomas clínicos são preditores ruins de DRS em crianças com DNM, não havendo correlação entre os sintomas clínicos e capacidade vital ou troca gasosa noturna e pontos de corte do teste de função pulmonar têm sensibilidade e especificidade limitada para prever DRS. Sendo assim, a literatura defende a necessidade de uma triagem sistemática e regular para distúrbios respiratórios do sono por polissonografia, para detectar SASO, hipoventilação noturna e/ou hipercapnia.[32,33] Devido ao alto custo e difícil acessibilidade ao exame de polissonografia, em especial na população pediátrica, a literatura tentou estabelecer testes funcionais como capacidade vital, como preditores de distúrbios respiratórios, assim, a avaliação da capacidade vital inspiratória (CVI) < 60% parece ter correlação com a presença de eventos respiratórios noturnos e ser indicativa da realização de PSG.

Na população pediátrica a queixa de sonolência excessiva diurna não é frequente, mas no grupo de crianças com distrofia muscular com hipoventilação sintomas de narcose, incluindo alteração da consciência e sonolência podem ser encontrados. A arquitetura do sono mostra uma redução do sono REM com fragmentação do sono. Essas alterações podem ser decorrentes de atonia muscular relacionada ao REM, mais, especificamente, atividade reduzida de os músculos intercostais e acessórios da respiração. Nessa população, a terapia com pressão positiva durante o sono é de suma importância e demonstrou reduzir a frequência das internações hospitalares e prolongar a sobrevida.

Síndrome Smith Magenis (SSM) e Síndrome de Williams

A síndrome SSM está associada a deficiência intelectual, fatores de dismorfismos craniofaciais e obesidade, sendo descrita anormalidade congênita por deleção do cromossomo 17p11.2.

Esta síndrome pode ser descrita como um transtorno neurocomportamental complexo causado por haploinsuficiência do gene 1 (RAI1) induzido pelo ácido retinóico no cromossomo 17p11.2. As estratégias diagnósticas incluem a identificação molecular de uma microdeleção 17p11.2. O papel funcional da RAI1 ainda não está esclarecido e uma abordagem multidisciplinar, que envolva tratamento para transtornos do sono, fonoterapia e terapia ocupacional, intervenções médicas menores e tratamento e manejo de comportamentos adversos. A prevalência subjetiva de dificuldade de sono é alta (60% a 100%) nas crianças e adolescentes, com dificuldade de iniciar o sono, sono de curta duração, prolongados despertares, despertar precoce, sonolência excessiva diurna, roncopatia e enurese noturna. Alterações dos ritmos circadianos com descritas, assim como alteração do marcapasso circadiano sensível à melatonina.[34] A síndrome de Williams é uma condição rara com alterações múltiplas e complexas, que abrangem alterações cognitivas e fenótipo comportamental. Alterações do sono incluem resistência para ir para cama, dificuldade iniciar e manter o sono, sono não reparador, sendo estes adolescentes acometidos de dificuldades de processamento da informação e graves transtornos da fala. Estudos recentes associam aumento de cortisol no momento de dormir, e menor curva de melatonina antes do sono podendo explicar a frequente dificuldade de iniciar o sono.[34]

Déficits sensoriais e habilidades parentais

Geralmente, o conjunto descrito como patologias com prejuízos nas funções sensoriais apresentam algum grau de impacto sobre o sono. Quando associadas as alterações cromossomiais, é comum o transtorno de ritmo circadiano, assim como a perda visual com diminuição da sensibilidade de luz pode resultar em transtorno do sono com fragmentação do ritmo circadiano, alteração por si a expressão do ciclo 24 horas. Das alterações auditivas até as alterações táteis, bem como os estímulos sensoriais proprioceptivos, levam a alteração de interação com ambiente, gerando por vezes estresse ambiental, com alteração do sono.[34] Adolescentes que precisam de regras e limites podem ter sintomas comportamentais aumentados pela dificuldade dos pais de lidarem com limites no uso de telas/eletrônicos e no tempo de ir para a cama.

Questões parentais, como dificuldade de definir horário para dormir e altos níveis de estresse familiares, podem contribuir para dificuldade de dormir nos adolescentes com transtornos do neurodesenvolvimento. Pais de adolescentes com transtorno do neurodesenvolvimento tendem a ser superprotetores, com expectativas inapropriadas sobre o sono dos seus filhos, baseando expectativas cronológicas e comparativas. Respeitar a neurodiversidade é fator crucial para melhora de hábitos de dormir nesses pacientes. Por vezes, os cuidadores pensam que transtornos de sono nessa população podem ser inevitáveis, não trazendo as queixas para o consultório e atrasando a abordagem diagnóstica e terapêutica dos transtornos de sono.

Conclusão

A avaliação de transtornos do sono em crianças e adolescentes com transtorno do neurodesenvolvimento é similar à avaliação de outros pacientes com problemas de sono em outras clínicas particulares. Alterações do sono nos adolescentes com transtorno de neurodesenvolvimento podem perpetuar problemas comportamentais, pelo reforço ambiental, por meio de inseguranças e sentimentos de culpa e sacrifício que os pais possam realizar para dedicarem aos filhos mais dedicação e afeto. Aumentar as habilidades dos responsáveis e cuidadores de adolescentes com transtornos de neurodesenvolvimento pode melhorar sintomatologia comportamental destes pacientes.

Referências Bibliográficas

1. Guilleminault C, Winkle R, Korobkin R, Simmons B. Children and nocturnal snoring: evaluation of the effects of sleep related respiratory resistive load and daytime functioning. Eur J Pediatr. 1982;139:165-171.
2. Lopes MC, Guilleminault C. Chronic Snoring and Sleep in Children: A Demonstration of Sleep Disruption. Pediatrics 2006;118(3):741-746.
3. O'Brien LM, Mervis CB, Holbrook CR, Bruner JL, Carrie J. Klaus CJ, Rutherford J, Raffield TJ, Gozal D. Neurobehavioral Implications of Habitual Snoring in Children Pediatrics 2004;114:44-49.
4. Chervin RC, Deborah L. Ruzicka DL, Archbold KH, RN, PhD2; Dillon JE. Snoring Predicts Hyperactivity Four Years Later. Sleep 2005b;28:885-890.
5. Mulvaney SA, Goodwin JL, Morgan WJ, Rosen GR, Quan SF, Kaemingk KL. Behavior problems associated with sleep disordered breathing in school-aged children--the Tucson children's assessment of sleep apnea study. J Pediatr Psychol. 2006;31(3):322-330.
6. Carskadon MA. Sleep and circadian rhythms in children and adolescents: relevance for athletic performance of young people. Clin Sports Med. 2005;24:319-328.
7. Pine, D, Cohen P, Brook J. Emotional Problems During Youth as Predictors of Stature During Early Adulthood: Results from a Prospective Epidemiological Study. Pediatrics 1996;97:856-863.
8. Martinez P, Richters JE, The NIMH community violence project: II. Children's distress symptoms associated with violence exposure. Psychiatry 1993;56:22-35.
9. Dulcan, MK. Concise guide to child and adolescent psychiatry 3rd ed., 2003.
10. Klin A, Jones W, Schultz R, Volkmar F, Cohen D. Defining and quantifying the social phenotype in autism. Am J Psychiatry. 2002;159(6):895-908.
11. Bruni O, Ferri R, Vittori E, Novelli L, Vignati M, Porfirio MC, et al. Sleep architecture and NREM alterations in children and adolescents with Asperger syndrome. Sleep. 2007;30(11):1577-1585.
12. Miano S, PiaVilla M, Blanco D, Zamora E, Rodriguez R, Ferri R, et al. Development of NREM sleep instability-continuity (cyclic alternating pattern) in healthy term infants aged 1 to 4 months. Sleep. 2009;32(1):83-90.
13. Polimeni MA, Richdale AL, Francis AJ. A survey of sleep problems in autism. Asperger's disorder and typically developing children. J Intellect Disabil Res. 2005;49:260-268.
14. American Psychiatric Association's The Diagnostic and Statistical Manual of Mental Disorders (DSM-5). 5th ed. DSM 5. American Psychiatric Publishing; 2013.
15. Ballester P, Richdale AL, Baker EK, Peiró AM. Sleep in autism: A biomolecular approach to aetiology and treatment. Sleep Med Rev. 2020;54:101357.
16. Reynolds AM, Malow BA. Sleep and autism spectrum disorders. Pediatr Clin North Am. 2011;58(3):685-98.17.
17. Tripp G, Wickens JR. Neurobiology of ADHD. Neuropharmacology. 2009;57(7-8):579-589.
18. Miano S, Parisi P, Villa MP. The sleep phenotypes of attention deficit hyperactivity disorder: the role of arousal during sleep and implications for treatment. Med Hypotheses. 2012;79(2):147-153.
19. Miano S, Donfrancesco R, Bruni O, Ferri R, Galiffa S, Pagani J, Montemitro E, Kheirandish L, Gozal D, Pia Villa M.NREM sleep instability is reduced in children with attention-deficit/hyperactivity disorder. Sleep. 2006;29:797-803.
20. Mindel JA, Owens JA. Clinical Guide to Pediatric Sleep: Diagnosis and Management of Sleep Problems. 3rd ed. Philadelphia: Wolter Kluwer; 2015.

21. Richdale AL, Cotton S, Hibbit K. Sleep and behaviour disturbance in Prader-Willi and Angelman syndromes. Journal of Intellectual Disability Research. 1999;43:380-392.
22. Kotagal S, Gibbons VP, Stith JA. Sleep abnormalities in patients with severe cerebral palsy. Developmental Medicine and Child Neurology. 1994;26:304-311.
23. Newman CJ, O'Regan M, Hensey O. Sleep disorders in children with cerebral palsy. Developmental Medicine & Child Neurology, 2006: 564-568.
24. Kotagal S, Gibbons VP, Stith JA. Sleep abnormalities in patients with severe cerebral palsy. Developmental Medicine and Child Neurology. 1994;26:304-311.
25. Dorris L, Scott N, Zuberi S, Gibson N, Espie C. Sleep problems in children with neurological disorders. Developmental Neurorehabilitation. 2008;11(2):95-114.
26. Bax MCO, Colville GA. Behaviour in muccopolysaccharide disorders. Archives of Disease in Childhood. 1995;73:77-81.
27. Chan D, Li AM, Yam MC, Li CK, Fok TF. Hurler's syndrome with corpulmonale secondary to obstructive sleep apnoea treated by continuous positive airway pressure. Journal of Paediatrics& Child Health. 2003;39:558-559.
28. Orliaguet O, Pepin JL, Veale D, Kelkel E, Pinel N, Levy P. Hunter's syndrome and associated sleep apnoea cured by CPAP and surgery. European Respiratory Journal. 1999;13:1195-1197.
29. Dorris L, Scott N, Zuberi S, Gibson N, Espie C. Sleep problems in children with neurological disorders. Developmental Neurorehabilitation. 2008;11(2):95-114.
30. Powis L, Oliver C. The prevalence of aggression in genetic syndromes: A review. Res Dev Disabil. 2014;35:1051-1071.
31. Bax MCO, Colville GA. Behaviour in muccopolysaccharide disorders. Archives of Disease in Childhood. 1995;73:77-81.
32. Chan D, Li AM, Yam MC, Li CK, Fok TF. Hurler's syndrome with corpulmonale secondary to obstructive sleep apnoea treated by continuous positive airway pressure. Journal of Paediatrics& Child Health. 2003;39:558-559.
33. Orliaguet O, Pepin JL, Veale D, Kelkel E, Pinel N, Levy P. Hunter's syndrome and associated sleep apnoea cured by CPAP and surgery. European Respiratory Journal. 1999;13:1195-1197.
34. Elsea SH, Girirajan S. Smith-Magenis syndrome. Eur J Hum Genet. 2008;16:412-421.

capítulo 11

Quando o pensamento assusta o sono: o que fazer?

Maria Cecilia Lopes
Cristiana Castanho de Almeida Rocca
Rosa Hasan
Lee Fu I

Introdução

O estudo do sono vem ganhando grandes proporções, consagrando, nos dias atuais, a área de medicina e biologia do sono, e a sua interface com a ciência comportamental tem sido emergente, incluindo eventos apresentados no período da adolescência. Diversos comportamentos não habituais são observados durante o sono, os quais, por vezes, causam espanto e curiosidade ao mesmo tempo. Como exemplos podemos citar os ataques de pânico, que geralmente ocorrem durante a noite, bem como as ruminações notívagas dos quadros ansiosos, podendo configurar o início do quadro de transtorno obsessivo-compulsivo. O comportamento de procurar a geladeira durante a noite após um súbito despertar é uma queixa usual nos consultórios clínicos dos médicos do sono. Os comportamentos durante a noite são ricos em frequência e magnitude, demandando exploração. Um comportamento atípico noturno frequentemente causa redução no tempo de sono. Há uma tendência de não se valorizar a queixa de redução do tempo de sono configurando a síndrome do sono insuficiente, sendo a privação do sono aguda ou crônica, ocorrendo por eventos sociais, demandas escolares e uso excessivo de tela noturna, considerada um fenômeno da sociedade moderna.

A psiquiatria infantil pode subdividir os transtornos psiquiátricos na infância e adolescência como transtornos psiquiátricos característicos da infância e adolescência, e em transtornos característicos da fase adulta com possível início precoce na infância e adolescência. Os pacientes com dores crônicas desde a infância apresentam alterações comportamentais e cardiovasculares, por vezes mediadas pela desorganização do ciclo sono-vigília, assim como na fragmentação do sono desses pacientes, aumentando a expressão de transtornos psiquiátricos na fase adulta. Quando a dor fala mais alto, o sono pode não ter um espaço confortável. Além de dores crônicas que assustam o sono, os adolescentes sofrem com a distorção da imagem corporal, que se refere a um autoconceito evidenciado pelo descontentamento relacionado ao seu corpo, capaz de sub ou superestimar o tamanho e a forma do corpo, que diverge da imagem real.[2] Prejuízos relacionados a essa insatisfação e distorção com a forma física, sendo fortemente influenciados por fatores ambientais,[3-6] podem estar associados aos transtornos de sono e do ritmo circadiano. Esses fatores podem justificar, por vezes, a inconstância do comportamento adolescente, que reúne insegurança, impulsividade e instabilidade de humor.

Muitas vezes, a forma de olhar o adolescente pode gerar relações tóxicas familiares. As críticas, os julgamentos ou até mesmo o pessimismo que surgem da outra pessoa geram um novo estado no indivíduo, gerando confusão e insegurança sobre os seus pensamentos e atitudes. No entanto, a diminuição da quantidade de sono gera uma condição denominada perda de sono crônica, caracterizada por uma condição de sono insuficiente, bem como os transtornos do sono, quando não devidamente tratados, e têm um profundo impacto em todas as faixas etárias.[7,8] Existe um custo alto dos transtornos do sono em despesas na assistência em saúde e reconhecida perda de produtividade.[9] Os estudos epidemiológicos indicaram que aproximadamente 30% da população adulta em São Paulo apresentou transtorno respiratório do sono.[10] A maioria dos transtornos de sono pode melhorar quando corretamente diagnosticada e tratada. Muitas vezes, queixas comportamentais diurnas podem apresentar uma consequência dos transtornos do sono, assim como os transtornos de sono parecem exacerbar bidirecionalmente a sintomatologia psiquiátrica. O estudo de sono pode ser um marcador precoce de transtornos psiquiátricos em adolescentes; no entanto, ainda não esclarecemos se existe uma relação de causa ou consequência, tornando, portanto, fundamental a discussão sobre a interação entre os transtornos psiquiátricos e os distúrbios de sono nessa faixa etária.

Os transtornos psiquiátricos modificam o ritmo circadiano, promovendo alterações comportamentais que aumentam a sintomatologia de cada paciente. Provavelmente, existe uma relação bidirecional entre alterações do sono e sintomatologia psiquiátrica. O sono interfere na fisiologia de múltiplos sistemas, particularmente influencia nas atividades cognitiva, emocional e comportamental. Torna-se imperativo no adolescente identificar possíveis mecanismos causais para comorbidade entre alterações do sono e transtornos psiquiátricos, por meio de modelos de pesquisa escolhidos para análise comparativa da relação de específicos transtornos psiquiátricos com queixas de sono ou sem queixas de sono, observando a comorbidade com base em três pontos estratégicos:

- Coletas de dados de amostras bem definidas;
- Análise de dados comparativos e de resultados e discussão para publicação de dados sobre comorbidade das alterações de sono;
- Transtornos psiquiátricos.

Devemos verificar mecanismos causais da interação entre sono e comportamento na população psiquiátrica adolescente. Poderíamos criar um algoritmo para estudar queixas de sono a partir de quatro perguntas:

- Você sente dificuldade para iniciar o sono?;
- Tem despertares noturnos?;
- Apresenta despertar precoce?;
- Sente sonolência excessiva diurna?

Definição e diagnóstico das patologias estudadas e comparação dos dados entre as patologias psiquiátricas, com obtenção de dados de escalas de avaliação do sono e comportamento, nos quais queixas de sono são registradas por meio da escala de transtorno do sono. Importante também a descrição de comorbidades e exclusão de outros transtornos clínicos e/ou psiquiátricos para avaliar a multimorbidade que pode ser necessária para compreender a intensidade do transtorno do sono nos nossos adolescentes.

Transtorno afetivo

A depressão é uma condição patológica que se acredita estar presente em todas as faixas etárias com critérios diagnósticos específicos aplicados para adolescentes. A taxa de prevalência tem sido reportada nas pesquisas epidemiológicas em proporções bastante variadas, na proporção de menos de 1% a mais de 60%.[11] Portanto, há indícios de que esse transtorno pode estar sendo subdiagnosticado na infância e na adolescência.

Existe a questão de que os critérios diagnósticos dos transtornos de sono para adolescentes são diferentes dos adultos e de que os índices de prevalência, portanto, também são diferentes dos encontrados em adultos; mantêm-se, assim, as especulações variadas a respeito dos impactos da idade e do grau de desenvolvimento sobre a fenomenologia das doenças afetivas. Apesar de alguns trabalhos mostrarem que não foi necessário desenvolver um critério de diagnóstico específico para transtornos afetivos dos 7 aos 16 anos, isso não significa que as manifestações sejam idênticas para faixas etárias diferentes.

As mudanças ontogenéticas podem influenciar o padrão neurofisiológico dos transtornos de sono de acordo com idade, gênero e estágio puberal. Existem alterações do ritmo circadiano nos transtornos afetivos, sendo os transtornos de sono considerados possíveis marcadores precoces dos transtornos psiquiátricos na infância. Estudos na área de sono e psiquiatria infantil são necessários para mais esclarecimentos dos achados neurofisiológicos. Existe a hipótese de que o reconhecimento e a intervenção precoce dos transtornos de sono podem prevenir quadros depressivos recorrentes.[12] Essas observações favorecem a teoria de que o transtorno da fisiologia do sono pode preceder outros sintomas no desenvolvimento do transtorno afetivo, particularmente em crianças e adolescentes,[12] bem como a evidência da alta prevalência dos transtornos do sono nos quadros de depressão e mania.

O transtorno bipolar (TB) na infância tende a ser uma entidade de difícil acesso por causa do polimorfismo clínico. A identificação precoce tende a mudar o curso natural da doença. Queixas relacionadas ao sono parecem não fazer parte dos sintomas entre 1 ano e 6 anos.[13] Pode haver uma mudança das características dos sintomas por meio da maturação cerebral. Tem sido abordado também como os subtipos possíveis podem ter características de sono específicas. Um diagnóstico diferencial que pode ser considerado imprescindível é com hiperatividade, sendo um dos sintomas diferenciais a diminuição do sono, que pode estar ausente no transtorno do déficit de atenção/hiperatividade (TDAH).[14-16] Existe uma possibilidade de existir um marcador neurofisiológico do sono para identificar o transtorno bipolar. Ainda não está claro para o TB que alterações de sono podem ser preditoras de recorrência de sintomas,[17] bem como para tentativa de suicídio.[18] Já alterações hormonais têm sido exploradas em adultos, como fatores

QUANDO O PENSAMENTO ASSUSTA O SONO: O QUE FAZER? | *91*

de agudização de sintomas,[19] podendo-se questionar que as alterações hormonais da puberdade possam também influenciar nos sintomas de TB na adolescência.

A importância do sono na modulação das emoções de crianças com depressão bipolar também tem sido estudada.[17] No entanto, as queixas relacionadas ao sono podem não estar presentes em crianças entre 1 ano e 6 anos.[13] O transtorno de sono é um dos fatores cardinais para TB. O sono de má qualidade pode estar presente antes de o transtorno ser diagnosticado e durante o processo de franca mania. Durante a mania aguda, os pacientes apresentam redução do tempo total de sono e redução da necessidade de sono. Mesmo durante o período eutímico, o transtorno de sono é comum. Mehl et al.[20] publicaram um estudo do sono com 13 crianças com TB demonstrando queixas frequentes de sono, com dificuldade de iniciar o sono, sono não reparador, pesadelos e cefaleia matinal. A polissonografia demonstrou que crianças com TB (que apresentavam ciclagem ultradiana rápida, ou seja, menor que o ciclo de 24 horas) apresentaram redução da eficiência de sono, bem como frequentes despertares noturnos, sendo observados também redução do sono REM e aumento do período do sono delta.[21] No entanto, a qualidade do sono em termos de ritmos das ondas cerebrais, bem como, as alterações autonômicas durante o sono e seus estágios, não foram estudadas. Os dados espectrais do EEG (eletroencefalograma) que têm sido mais explorados na população com depressão unipolar, no entanto, não há dados na população bipolar. A busca de compreensão do sono como um marcador endofenotípico tem sido incentivada.[22,23] A pesquisa dos ritmos cerebrais durante o sono em filhos de pacientes com TB pode contribuir para elucidação de um padrão endofenotípico do TB.

A instabilidade do ritmo circadiano tem sido apontada como um fator endofenotípico importante nos transtornos afetivos, particularmente no TB.[16] Adolescentes filhos de pacientes com TB comparados com indivíduos-controle apresentaram alteração do ritmo circadiano por meio de estudos com actigrafia.[16] Alterações de sono podem ser preditores de recorrência de sintomas nas crianças e adolescentes com TB,[16] bem como para tentativa de suicídio.[15] A importância do sono na modulação das emoções de crianças com depressão bipolar também tem sido estudada.[17] No entanto, queixas relacionadas ao sono podem não fazer parte dos sintomas entre 1 e 6 anos.[23] A relação entre uma predisposição genética ao TB e os transtornos do sono ainda não pode ser esclarecida.

Transtorno de ansiedade

Adolescentes com maior gravidade dos transtornos do sono apresentam maior ansiedade e maiores conquistas acadêmicas do que adolescentes com menos distúrbios do sono.[24] Estudos sobre tempo total de sono demonstraram que aproximadamente 80% dos adolescentes relataram a duração total do sono como menor do que 8 horas.[25] Adolescentes que começaram a escola mais cedo e terminaram a escola mais tarde tiveram maior gravidade dos transtornos do sono e prejuízo relacionado ao sono em comparação com os alunos que começaram a escola mais tarde e terminaram mais cedo. Aqueles adolescentes que se envolveram em tempo de tela na hora de dormir eram mais propensos a ter uma maior gravidade de comprometimento relacionado ao sono do que estudantes que não relataram uso de tempo de tela na hora de dormir. Sob a influência do contexto cultural e na pandemia de Covid-19, este estudo demonstrou uma série de achados interessantes entre adolescentes na China. Para abordar transtornos do sono em adolescentes na China, a terapia cognitivo-comportamental para a insônia pode ser benéfica; no entanto, a cultura de atitude em relação ao sono e os benefícios aparentemente acadêmicos de falta de sono devem ser considerados em qualquer tratamento de insônia.

A pandemia da Covid-19 afetou a saúde do sono, ou seja, o dormir bem e com saúde. A saúde do sono dos alunos é essencial para o desempenho dos processos neurológicos e cognitivos, bem como do equilíbrio mental e físico. Assumimos que a pandemia da Covid-19 modificou alguns hábitos de sono, provocando mudanças de interação ambiental e social. Lopes et al.[26] realizaram um estudo no qual foi pesquisada uma amostra de 300 estudantes brasileiros cursando a graduação, com acesso à internet, residentes no Distrito Federal.[26] A amostra era majoritariamente feminina; 76,3% relataram sonolência durante o dia; 70,2%, ansiedade e 87,8%, pior sono associado ao estresse e/ou ansiedade, o que indicou as variáveis para um desenho de intervenção educacional em saúde nesse contexto. Além disso, 53,2% não fizeram esforço para evitar telas antes de dormir; 73,9% para evitar usar a cama para o trabalho ou assistir televisão e 83,1% para evitar consumir alimentos pesados antes de dormir.

De acordo com os dados apresentados, a literatura científica atual sobre pediatria do sono aponta para a necessidade de iniciativas de diagnóstico precoce dos transtornos de sono nas manifestações psiquiátricas na adolescência. Existe uma elevada prevalência dos transtornos psicossociais entre adolescentes e a necessidade de ampliação da cobertura assistencial destinada a essa faixa etária com transtornos neuropsiquiátricos. A grande motivação deste capítulo foi a discussão da interação dos transtornos do sono de crianças e adolescentes com transtornos comportamentais, que apresentavam alterações sutis do eletroencefalograma durante o sono. A avaliação precoce e o encaminhamento clínico adequados podem diminuir o risco para comorbidade nesta faixa etária. Apesar das evidências apresentadas, os estudos que investigam a relação entre o sono e os transtornos psiquiátricos na adolescência constituem uma lacuna tanto no cenário nacional quanto no internacional. Os dados sistematizados revelam alta associação entre os transtornos afetivos, os transtornos ansiosos e os transtornos comportamentais com as alterações do sono:

- Alterações do sono são frequentes em adolescentes portadores de transtornos afetivos e transtornos ansiosos e não se limitam a alterações quantitativas;
- Alterações do sono ocorrem frequentemente no período prodrômico de alteração do humor, ou em recidiva de episódios em adolescentes portadores de transtornos afetivos;
- A persistência de alterações do sono está associada à não remissão total do quadro, ainda que se observe uma melhora significativa do humor e do quadro de ansiedade.

Os transtornos do sono na adolescência são frequentes em transtornos psiquiátricos. Queixas relacionadas ao sono são bastante rotineiras na avaliação desses pacientes e, talvez, possam fornecer dados valiosos sobre fatores preditivos, sinais e sintomas prodrômicos e residuais e características diferenciais entre as fases da patologia psiquiátrica.

Na avaliação do transtorno do sono do adolescente pode-se estabelecer uma rotina de investigação diagnóstica com anamnese, questionários, e avaliação neuropsicológica:

1. Anamnese

   Um roteiro para coleta de informações clínicas para colocação em tabela com os seguintes itens: queixa e duração; história pregressa da moléstia atual; antecedentes pessoais; hábitos; dados sobre pré-morbidade; histórico escolar; antecedentes familiares; interrogatório sobre os diversos aparelhos; exame físico simples e exames neurológico e psíquico.

2. Escala de avaliação do sono (Anexo 1)

   Para a avaliação das alterações de sono, usaremos um questionário baseado na tradução da *The sleep disturbance scale for children – SDSC* (Anexo 1),[27,28] ao qual foram acrescentadas questões com o objetivo de investigar possível relação temporal entre o episódio de humor e as alterações do sono e possíveis efeitos das medicações utilizadas no padrão de sono. O questionário será aplicado ao responsável e ao adolescente, avaliando, de forma retrospectiva, os episódios de humor de maior gravidade ao longo da vida.

3. Avaliação neuropsicológica para adolescentes com transtorno de ansiedade e transtorno afetivo

   Adolescentes com transtorno de sono podem ser submetidos à avaliação neuropsicológica para que se possa mapear problemas cognitivos, principalmente de atenção e memória. A intervenção neuropsicológica passa por vários aspectos da cognição, que podem ser medidos em duas escalas:

   - **Escala Wechsler de Inteligência para Crianças (WISC-IV):**[29] avalia a capacidade intelectual de crianças de 6 anos até 16 anos e 11 meses em várias habilidades cognitivas. Essa escala é composta por 15 subtestes, que são organizados em quatro índices: compreensão verbal, organização perceptual, memória operacional e velocidade de processamento. O tempo de aplicação da bateria é variável e geralmente não pode ser finalizada em apenas uma sessão. Os subtestes que avaliam atenção e memória operativa audioverbal são dígitos (ordem direta e inversa) e sequência de número e letras. Os subtestes: código, procurar símbolos e cancelamento avaliam atenção visual aliada à velocidade de processamento da informação.[29]
   - **Escala Wechsler de Inteligência para Adultos (WAIS III):** avalia adolescentes e adultos (16 a 89 anos) em relação ao nível intelectual e como WISC IV é composto por 14 subtestes que também avaliam diferentes funções cognitivas. Os mesmos subtestes citados antes existem nesta bateria. Os demais subtestes estão discriminados na Tabela 11.1, com a devida habilidade avaliada.

O **Teste Wiscosin de Classificação de Cartas (WCST)** é utilizado para avaliar capacidade de raciocínio abstrato e flexibilidade mental para mudar uma forma de resposta em decorrência de *feedbacks* externos, mas pode também mostrar a presença de falhas atencionais durante a execução da prova, a qual é denominada *perdas de set*. Pode ser aplicado em pessoas de 6 anos e meio a 89 anos de idade.

O estudo neuropsicológico dos nossos adolescentes pode inspirar mudanças cognitivas e comportamentais determinantes de qualidade de vida para fase adulta, influenciando processos de tomadas de decisão. As funções executivas que influenciam tomadas de decisão referem-se à capacidade de formular um objetivo, bem como planejar e executar ações eficientes para a

Tabela 11.1 Escalas de inteligência.

Subtestes das Escalas Wechsler de Inteligência[29]	Função cognitiva avaliada
Vocabulário (WISC IV e WAIS III)	Conhecimento semântico pela definição de vocábulos. É um subteste considerado como uma medida da inteligência pré-mórbida. Há interferência de fatores socioculturais na realização.
Semelhanças (WISC IV e WAIS III)	Raciocínio abstrato verbal pela categorização de pares de palavras.
Compreensão (WISC IV e WAIS III)	Capacidade de julgamento crítico, habilidade para distinguir o que é considerado certo ou errado.
Dígitos (ordem direta e inversa) e sequência de números e letras (WISC IV e WAIS III)	Capacidade de atenção e concentração. A tarefa de repetição de dígitos na ordem direta avalia a capacidade do span atencional e a memória imediata. A repetição de dígitos inversos e a organização mental de séries de números e letras avaliam a memória operativa.
Aritmética (WISC IV e WAIS III)	Raciocínio lógico matemático, atenção e memória operativa. Requer rapidez na realização de cálculos e há interferência de fatores educacionais.
Informação (WISC IV e WAIS III)	Memória remota ou memória para conhecimentos gerais, e também tem influência da educação formal, bem como da motivação ou curiosidade para conhecimentos gerais.
Cubos WISC IV e WAIS III) **e Armar objetos** (WAIS III)	Habilidades de análise e síntese de dados visuais, bem como de planejamento para solucionar problemas de ordem prática.
Raciocínio matricial (WISC IV e WAIS III) **e Conceitos figurativos** (WISC IV)	Raciocínio lógico — abstrato não verbal. O examinando deve identificar relações entre conjuntos de desenhos.
Completar figuras (WISC IV e WAIS III)	Atenção visual e capacidade para formular hipóteses sobre estímulos visuais. É solicitado que o examinando identifique detalhes que estejam faltando em figuras conhecidas.
Arranjo de figuras (WAIS III)	Compreensão da significação de uma situação interpessoal a partir da competência para identificar relação de causa e de consequência. O examinando deve organizar e integrar lógica e sequencialmente quadrinhos que compõe histórias.
Código e procurar símbolos (WISC IV e WAIS III) **Cancelamento** (WISC IV)	Velocidade para processar informações visuais.

Fonte: Wechsler, 2003.[29]

realização dele, sendo extremamente necessárias a automonitorização e a capacidade de se autocorrigir de um modo espontâneo e confiável. Esses aspectos capacitam a pessoa a engajar com eficiência e de modo independente um comportamento autodirigido a uma meta.

O termo *funções executivas* definiria, assim, um processo cognitivo complexo, que envolve a coordenação de vários subprocessos para a realização a contento de uma meta. Trata-se de um constructo multidimensional, que incluiria: iniciativa, planejamento, capacidade para formular hipóteses, flexibilidade mental, habilidade para tomar decisões, regulação, julgamento crítico, utilização de *feedback* e autopercepção. Esses processos são necessários para um comportamento apropriado a um contexto e possibilitariam a solução de problemas novos, por meio da modificação do comportamento baseada em novas informações, do estabelecimento de estratégias e da sequenciação de ações complexas.

Funahashi[30] resumiu as funções executivas como "o produto de operações coordenadas de vários processos para atingir uma meta particular de uma forma flexível. Essa coordenação flexível de subprocessos para atingir uma meta é responsabilidade dos sistemas de controle executivo. Quando esses sistemas falham, o comportamento se torna desadaptado e desinibido".

O uso de instrumentos psicológicos disponíveis ou citados na literatura científica é importante associado à avaliação psicológica ou neuropsicológica de indivíduos que apresentam queixas relacionadas ao sono, às funções atencionais e cognitivas, bem como a velocidade de processamento das informações sejam estudadas, uma vez que, déficits ou fragilidades nestas funções cognitivas interferem no rendimento na vida prática, comprometendo a adaptação psicossocial e qualidade de vida.[31]

Aplicação de terapia cognitiva-comportamental

Um dos transtornos do sono mais prevalentes em crianças e adolescentes é a "insônia", que pode ser brevemente descrita como problemas com o início e/ou a manutenção do sono com consequências. Esses são sintomas típicos de insônia que, quando experimentados por tempo suficiente e quando também interferem em uma área importante da vida do jovem (p. ex., escolaridade), justificam o diagnóstico de um transtorno de insônia.[32]

As taxas de prevalência de sintomas de insônia são altas e variam de 40% até 66% em adolescentes, enquanto as taxas de prevalência para o diagnóstico de transtorno de insônia variam entre 4,6% e 8%, sendo a queixa mais frequente a dificuldade de iniciar o sono.[32]

O transtorno de insônia é muito comum em adolescentes; e, particularmente, manifesta em adolescentes mais velhos e meninas, com uma prevalência comparável à de outros transtornos psiquiátricos maiores (p. ex., transtornos depressivos). No entanto, o transtorno de insônia na adolescência é pouco caracterizado, sub-reconhecido, subdiagnosticado e subtratado, e o motivo da preponderância feminina desse transtorno após a puberdade é amplamente desconhecido.[33]

O transtorno de insônia é associado à depressão e outros transtornos psiquiátricos, e é um fator de risco independente para suicídio e uso de substâncias em adolescentes, levantando a possibilidade de que o tratamento da insônia no início da adolescência pode reduzir o risco para esses resultados adversos. Terapia cognitivo-comportamental para insônia (TCC-i) têm eficácia comprovada em adolescentes e métodos *online* parecem oferecer opções de custo-benefício promissoras. Evidências atuais indicam que a insônia na adolescência é uma entidade independente que merece atenção como um problema de saúde pública por direito próprio.[34,35]

Antes de realizar a TCC-i para adolescentes, os autores recomendam aos médicos avaliar e tratar qualquer atraso significativo no tempo de sono (aumento de 2 horas no horário de deitar entre dias de semana *vs.* finais de semana), que pode ocorrer em razão de um atraso no ritmo circadiano. Embora técnicas cognitivas e comportamentais possam reduzir a latência do sono de um adolescente com ritmo circadiano atrasado, é pouco provável que adiantar o tempo de início do sono (que pode ser bem depois da meia-noite). Esse início de sono atrasado poderá perpetuar o sono restrito do adolescente que frequenta a escola e pode provar tornar-se uma barreira ao tratamento. Empreender tratamentos cronobiológicos para o atraso do sono pode proporcionar melhora na fase e duração do sono do adolescente.[32]

Como uma regra geral para a aplicação da TCC-i, devemos avaliar se existem aspectos comportamentais entre os sintomas que são abordados pela TCC-i (ou seja, se as técnicas comportamentais abordarão esses sintomas). Se o adolescente sofre exclusivamente de uma predisposição biológica para uma fase grave de atraso do sono, a aplicação da TCC-i como primeira linha de tratamento não é recomendada.[32]

Semelhante à TCC-i para crianças e adultos, o desafio do pensamento e os conselhos sobre higiene do sono (consulte as descrições discutidas anteriormente) são importantes para tratamento da insônia na adolescência (Quadro 11.1). A aplicação dessas técnicas não difere radicalmente daquelas descritas para outras faixas etárias; mas ressalta a importância da higiene do sono. A terapia de controle de estímulos visa desassociar crenças disfuncionais entre a cama e atividade/vigília de vigília e, em vez disso, fortalecer a associação com o sono. Portanto, os adolescentes são aconselhados a evitar estímulos associados à vigília na cama (p. ex., fazer dever de casa na cama) e a evitar ir para a cama antes de sentir sono. Se o início do sono não ocorrer após 20 a 30 minutos, os adolescentes são convidados a se levantar por cerca de 15 a 20 minutos e fiquem acordados até sentirem sono, antes ir para a cama novamente. Esse processo se repete o tempo necessário para adormecer dentro de 20 a 30 minutos. A terapia de restrição do sono, por sua vez, refere-se a uma intervenção que aborda diretamente as principais queixas da maioria dos adolescentes com insônia, ou seja, dificuldade em iniciar o sono. Os adolescentes são orientados a restringirem seu tempo na cama a fim de consolidar o sono e diminuir a latência de início do sono. Os novos horários de dormir devem ser determinados com base em diários de sono ou actigrafia e discutidos com os adolescentes. A prática clínica mostra que a restrição de tempo na cama envolve ir para a cama mais tarde, pois a queixa predominante na insônia do adolescente diz respeito a problemas para adormecer, mas em alguns casos o adolescente pode preferir (também) levantar-se mais cedo. É importante envolver o adolescente nesse processo, pois sua concordância com o protocolo é necessária para garantir o cumprimento e o êxito do tratamento. Isso é essencial porque a prática clínica mostra que os adolescentes muitas vezes experimentam restrição de sono como uma técnica terapêutica desafiadora. Além disso, é importante adaptar a hora de dormir para os requisitos do dia (p. ex., escola) e alterar hábitos de sono que o adolescente adotou.

Concluindo, a adolescência é uma época de muitas mudanças físicas e comportamentais, bem como no padrão de sono. É importante detectar as alterações do sono e corrigir o quanto antes, evitando-se morbidades secundárias e perpetuação de transtornos do sono.

Quadro 11.1 Regras de higiene do sono para adolescentes.
Local adequado para dormir (p. ex., adolescentes devem ter a própria cama).
Horário regular de dormir: a hora de dormir deve ser aproximadamente a mesma todos os dias (também em finais de semana).
Evitar ficar deitado na cama por muito tempo (p. ex., mais de 30 minutos), esperando para adormecer (ir para a cama com sono).
Ambiente de sono (p. ex., qualidade do ar, temperatura ambiente, luminosidade, ruído).
Evitar bebidas com cafeína.
Redução da luz antes de dormir (incluindo televisão, *smartphone* e uso do computador).
Exposição à luz pela manhã (pode ajudar a adiantar o ciclo circadiano).
Redução de atividades estimulantes próximo a hora de dormir.
Evitar cochilos ao longo do dia.
Atividade física adequada durante o dia.

Fonte: Adaptado de Dewald-Kaufmann et al.[32]

ANEXO 11.1

Escala de Distúrbios do Sono para Crianças e Adolescentes.[23,24]

Este questionário permitirá que seu médico tenha uma melhor compreensão do ritmo sono-vigília do(a) seu(sua) filho(a) e de qualquer problema de comportamento do(a) seu(sua) filho(a) durante o sono. Tente responder todas as questões: ao responder, considere cada questão referente aos últimos 6 meses da vida de seu(sua) filho(a).

Nome:			
Idade:	Peso:	Altura:	Data de nascimento:
Data hoje:			Telefone:
Hora habitual de dormir:			Hora habitual de acordar:

Nos últimos 6 meses:

1. Quantas horas de sono o(a) seu(sua) filho(a) dorme na maioria das noites?
   (   ) 9-11 horas
   (   ) 8-9 horas
   (   ) 7-8 horas
   (   ) 5-7 horas
   (   ) Menos de 5 horas

2. Depois de ir para a cama, quanto tempo o(a) seu(sua) filho(a) leva para dormir?

( ) Menos de 15 minutos

( ) 15-30 minutos

( ) 30-45 minutos

( ) 45-60 minutos

( ) Mais de 60 minutos

3. O(A) seu(sua) filho(a) evita ao máximo ou luta na hora de ir para a cama?

( ) Nunca

( ) Ocasionalmente (1-2 vezes/mês)

( ) Algumas vezes (1-2 vezes/semana)

( ) Frequentemente (3-5 vezes/semana)

( ) Sempre (diariamente)

4. O(A) seu(sua) filho(a) tem dificuldade para dormir?

( ) Nunca

( ) Ocasionalmente (1-2 vezes/mês)

( ) Algumas vezes (1-2 vezes/semana)

( ) Frequentemente (3-5 vezes/semana)

( ) Sempre (diariamente)

5. O(A) seu(sua) filho(a) se sente ansioso(a) ou com medo enquanto está tentando dormir?

( ) Nunca

( ) Ocasionalmente (1-2 vezes/mês)

( ) Algumas vezes (1-2 vezes/semana)

( ) Frequentemente (3-5 vezes/semana)

( ) Sempre (diariamente)

6. O(A) seu(sua) filho(a) faz movimentos bruscos ou movimenta parte do corpo quando está iniciando o sono?

( ) Nunca

( ) Ocasionalmente (1-2 vezes/mês)

( ) Algumas vezes (1-2 vezes/semana)

( ) Frequentemente (3-5 vezes/semana)

( ) Sempre (diariamente)

7. O(A) seu(sua) filho(a) faz movimentos repetitivos como balançar ou bater a cabeça quando está iniciando o sono?

( ) Nunca

( ) Ocasionalmente (1-2 vezes/mês)

( ) Algumas vezes (1-2 vezes/semana)

( ) Frequentemente (3-5 vezes/semana)

( ) Sempre (diariamente)

8. O(A) seu(sua) filho(a) tem a impressão de sonhar quando está iniciando o sono?

( ) Nunca

( ) Ocasionalmente (1-2 vezes/mês)

( ) Algumas vezes (1-2 vezes/semana)

( ) Frequentemente (3-5 vezes/semana)

( ) Sempre (diariamente)

9. O(A) seu(sua) filho(a) transpira muito quando está iniciando o sono?

( ) Nunca

( ) Ocasionalmente (1-2 vezes/mês)

( ) Algumas vezes (1-2 vezes/semana)

( ) Frequentemente (3-5 vezes/semana)

( ) Sempre (diariamente)

10. O(A) seu(sua) filho(a) acorda mais de duas vezes por noite?

( ) Nunca

( ) Ocasionalmente (1-2 vezes/mês)

( ) Algumas vezes (1-2 vezes/semana)

( ) Frequentemente (3-5 vezes/semana)

( ) Sempre (diariamente)

11. Depois de acordar no meio da noite, o(a) seu(sua) filho(a) tem dificuldade para dormir novamente?

( ) Nunca

( ) Ocasionalmente (1-2 vezes/mês)

( ) Algumas vezes (1-2 vezes/semana)

( ) Frequentemente (3-5 vezes/semana)

( ) Sempre (diariamente)

12. O(A) seu(sua) filho(a) tem tremores ou movimento bruscos das pernas quando está dormindo, ou muda de posição durante a noite, ou retira as cobertas da cama?

( ) Nunca

( ) Ocasionalmente (1-2 vezes/mês)

( ) Algumas vezes (1-2 vezes/semana)

( ) Frequentemente (3-5 vezes/semana)

( ) Sempre (diariamente)

13. O(A) seu(sua) filho(a) tem dificuldade para respirar durante a noite?

( ) Nunca

( ) Ocasionalmente (1-2 vezes/mês)

( ) Algumas vezes (1-2 vezes/semana)

( ) Frequentemente (3-5 vezes/semana)

( ) Sempre (diariamente)

14. O(A) seu(sua) filho(a) tem sufocamento ou é incapaz de respirar durante o sono?

( ) Nunca

( ) Ocasionalmente (1-2 vezes/mês)

( ) Algumas vezes (1-2 vezes/semana)

( ) Frequentemente (3-5 vezes/semana)

( ) Sempre (diariamente)

15. O(A) seu(sua) filho(a) ronca?

( ) Nunca

( ) Ocasionalmente (1-2 vezes/mês)

( ) Algumas vezes (1-2 vezes/semana)

( ) Frequentemente (3-5 vezes/semana)

( ) Sempre (diariamente)

16. O(A) seu(sua) filho(a) transpira muito durante a noite?

( ) Nunca

( ) Ocasionalmente (1-2 vezes/mês)

( ) Algumas vezes (1-2 vezes/semana)

( ) Frequentemente (3-5 vezes/semana)

( ) Sempre (diariamente)

17. O(A) seu(sua) filho(a) anda enquanto dorme?

( ) Nunca

( ) Ocasionalmente (1-2 vezes/mês)

( ) Algumas vezes (1-2 vezes/semana)

( ) Frequentemente (3-5 vezes/semana)

( ) Sempre (diariamente)

18. O(A) seu(sua) filho(a) fala enquanto dorme?

( ) Nunca

( ) Ocasionalmente (1-2 vezes/mês)

( ) Algumas vezes (1-2 vezes/semana)

( ) Frequentemente (3-5 vezes/semana)

( ) Sempre (diariamente)

19. O(A) seu(sua) filho(a) range os dentes enquanto dorme?

( ) Nunca

( ) Ocasionalmente (1-2 vezes/mês)

( ) Algumas vezes (1-2 vezes/semana)

( ) Frequentemente (3-5 vezes/semana)

( ) Sempre (diariamente)

20. O(A) seu(sua) filho(a) acorda no meio da noite gritando ou confuso e não se lembra do que aconteceu na manhã seguinte?

( ) Nunca

( ) Ocasionalmente (1-2 vezes/mês)

( ) Algumas vezes (1-2 vezes/semana)

( ) Frequentemente (3-5 vezes/semana)

( ) Sempre (diariamente)

21. O(A) seu(sua) filho(a) tem pesadelos dos quais não se lembra no dia seguinte?

( ) Nunca

( ) Ocasionalmente (1-2 vezes/mês)

(   ) Algumas vezes (1-2 vezes/semana)

(   ) Frequentemente (3-5 vezes/semana)

(   ) Sempre (diariamente)

22. O(A) seu(sua) filho(a) tem dificuldade de acordar de manhã?

(   ) Nunca

(   ) Ocasionalmente (1-2 vezes/mês)

(   ) Algumas vezes (1-2 vezes/semana)

(   ) Frequentemente (3-5 vezes/semana)

(   ) Sempre (diariamente)

23. O(A) seu(sua) filho(a) se sente cansado quando acorda de manhã?

(   ) Nunca

(   ) Ocasionalmente (1-2 vezes/mês)

(   ) Algumas vezes (1-2 vezes/semana)

(   ) Frequentemente (3-5 vezes/semana)

(   ) Sempre (diariamente)

24. O(A) seu(sua) filho(a) se sente incapaz de se mover quando acorda pela manhã?

(   ) Nunca

(   ) Ocasionalmente (1-2 vezes/mês)

(   ) Algumas vezes (1-2 vezes/semana)

(   ) Frequentemente (3-5 vezes/semana)

(   ) Sempre (diariamente)

25. O(A) seu(sua) filho(a) tem sono durante o dia?

(   ) Nunca

(   ) Ocasionalmente (1-2 vezes/mês)

(   ) Algumas vezes (1-2 vezes/semana)

(   ) Frequentemente (3-5 vezes/semana)

(   ) Sempre (diariamente)

26. O(A) seu(sua) filho(a) dorme de repente em situações não apropriadas?

(   ) Nunca

(   ) Ocasionalmente (1-2 vezes/mês)

( ) Algumas vezes (1-2 vezes/semana)

( ) Frequentemente (3-5 vezes/semana)

( ) Sempre (diariamente)

Outras informações

27. Seu(Sua) filho(a) tem algum problema médico? Qual?

| |
| |

28. Por favor, liste os três problemas médicos mais significativos nos últimos anos.

| |
| |
| |

29. Por favor, liste todas as medicações que seu(sua) filho(a) toma frequentemente.

Medicamento:	Quantidade (mg):	Quando toma:
Efeito:		
Medicamento:	Quantidade (mg):	Quando toma:
Efeito:		
Medicamento:	Quantidade (mg):	Quando toma:
Efeito:		

30. Doenças na família

Grau de parentesco:	Condições:
Grau de parentesco:	Condições:
Grau de parentesco:	Condições:

31. Comentários adicionais

Escreva comentários sobre seu(sua) filho(a) que você sinta que são importantes.

Referências bibliográficas

1. Johnson H, Wiggs L, Stores G, Huson SM. Psychological disturbance and sleep disorders in children with neurofibromatosis type 1. Dev Med Child Neurol. 2005;47(4):237-242.

2. Ricciardelli LA, Mccabe MP, Banfield S. Sociocultural influences on body image and body changes methods. J Adolesc Health. 2000;26(1):3-4.

3. Oliveira FP, Perini TA. The Female triad in brazilian different sport modalities. In: Columbus AM, editor. Advances in Psychology research: Nova Science Publishers, New York. 2009:119-139.

4. Laus MF, Costa TMB, Almeida S. Body image dissatisfaction and its relationship with physical activity and body mass index in Brazilian adolescents. J Bras Psiquiatr. 2011;60(4):315-320.

5. Mccabe MP, Ricciardelli LA. Sociocultural influences on body image and body changes among adolescent boys and girls. The Journal of Social Psychology. 2003;143(1):5-26.

6. D, Chinazzo H, Santos JA, Oserow NR. Percepção da imagem corporal de adolescentes escolares brancas e não brancas de escolas públicas do Município de Gravataí, Estado do Rio Grande do Sul, Brasil Epidemiol. Serv. Saúde, Brasília, 2011;20(3):363-372.

7. Ferber R. Childhood sleep disorders. Neurol Clin. 1996;14(3):493-511.

8. Carskadon MA. Sleep and circadian rhythms in children and adolescents: relevance for athletic performance of young people. Clin Sports Med. 2005;24(2):319-328

9. Hillman DR, Murphy AS, Pezzullo L. The economic cost of sleep disorders. Sleep. 2006;29(3):299-305.

10. Tufik S, Santos-Silva R, Taddei JA, Bittencourt LR. Obstructive sleep apnea syndrome in the Sao Paulo Epidemiologic Sleep Study. Sleep Med. 2010;11(5):441-446.

11. Brumback RA, Jackoway MK, Weinberg WA. Relation of intelligence to childhood depression in children referred to an educational diagnostic center. Percept Mot Skills. 1980;50(1):11-17.

12. Armitage R, Hoffmann R, Emslie G, Rintelmann J, Robert J. Sleep microarchitecture in childhood and adolescent depression: temporal coherence. Clin EEG Neurosci. 2006;37(1):1-9.

13. Fergus EL, Miller RB, Luckenbaugh DA, Leverich GS, Findling RL, Speer AM, Post RM. Is there progression from irritability/dyscontrol to major depressive and manic symptoms? A retrospective community survey of parents of bipolar children. J Affect Disord. 2003;77(1):71-78.

14. Geller B, Zimerman B, Williams M, Bolhofner K, Craney JL, DelBello MP et al. Reliability of the Washington University in St. Louis Kiddie Schedule for Affective Disorders and Schizophrenia (WASH-U-KSADS) mania and rapid cycling sections. J Am Acad Child Adolesc Psychiatry. 2001;40(4):450-455.

15. Geller B, Zimerman B, Williams M, Bolhofner S, Craney JL, Delbello M, et al. Diagnostic Carachteristics of 93 Cases of a Prepubertal and Early Onset Bipolar Disorder Phenotype by Gender, Puberty, and Comorbid Attention Deficit Hyperactivity Disorder. J Child Adolesc Psychopharmacol. 2000;10(3):157-164.

16. Geller B, Zimerman B, Williams M, Delbello MP, Frazier J, Beringer L. Phenomenology of prepubertal and early adolescent bipolar disorder: examples of elated mood, grandiose behaviors, decreased need for sleep, racing thoughts and hypersexuality. J Child Adolesc Psychopharmacol. 2002;12(1):3-9.

17. Birmaher B, Axelson D. Course and outcome of bipolar spectrum disorder in children and adolescents: a review of the existing literature. Dev Psychopathol. 2006;18(4):1023-1035.

18. Goldstein TR, Birmaher B, Axelson, Ryan ND, Strober MA, Gill MK et al. History of suicide attempts in pediatric bipolar disorder: factors associated with increased risk. Bipolar Disord. 2005;7(6):525-535.

19. Bauer M, Grof P, Rasgon N, Bschor T, Glenn T, Whybrow PC. Temporal Relation Between Sleep and Mood in Patients with Bipolar Disorder. Bipolar Disord. 2006;8(2):160-167.

20. Mehl RC, O'Brien LM, Jones JH, Dreisbach JK, Mervis CB, Goza ID. (2006). Correlates of Sleep and Pediatric Bipolar Disorder. Sleep. 2006 29(2):193-197.

21. Jones RM, Thompson C, Bitter I. A systematic review of the efficacy and safety of second generation antipsychotics in the treatment of mania. Eur Psychiatry. 2006;21(1):1-9.

22. Harvey AG, Mullin BC, Hinshaw SP. Sleep and circadian rhythms in children and adolescents with bipolar disorder. Dev Psychopathol. 2006;18(4):1147-1168.
23. Harvey AG, Schmidt DA, Scarnà A, Semler CN, Goodwin GM. Sleep-related functioning in euthymic patients with bipolar disorder, patients with insomnia, and subjects without sleep problems. Am J Psychiatry. 2005;162(1):50-57.
24. Craney JL, Geller B. A prepubertal and early adolescent bipolar disorder-I phenotype: review of phenomenology and longitudinal course. Bipolar Disord. 2003;5(4):243-256.
25. Zhang X, Dimitriou D, Halstead EJ. Sleep, Anxiety, and Academic Performance: A Study of Adolescents From Public High Schools in China. Front Psychol. 2021;12:678839.
26. Lopes MC, Gutierres GP, Pavoni MB et al. Social media for students' sleep health promotion - a health intervention report during COVID-19. Sleep Epidemiol. 2021;1:100018.
27. Bruni O, Ottaviano S, Guidetti V, et al. The Sleep Disturbance Scale for Children (SDSC). Construction and validation of an instrument to evaluate sleep disturbances in childhood and adolescence. J Sleep Res. 1996;5(4):251-261.
28. Lopes MC. Padrão Alternante Cíclico em Crianças e Adolescentes: Saudáveis, com Artrite Idiopática Juvenil e com Transtornos Respiratórios do Sono de Grau Leve. Tese de Doutorado, São Paulo, Unifesp, 2005.
29. Wechsler D. WISC-IV Technical and Interpretive Manual. San Antonio, TX: The Psychological Association, 2003.
30. Funahashi S. Neuronal mechanisms of executive control by the prefrontal cortex. Neurosci Res. 2001;39(2):147-65.
31. Lopes MC, Eckeli AL, Hasan R. (eds.) Sono e comportamento. Rio de Janeiro: Atheneu, 2019.
32. Dewald-Kaufmann J, de Bruin E, Michael G. Cognitive Behavioral Therapy for Insomnia (CBT-i) in School-Aged Children and Adolescents. Sleep Med Clin. 2019;14(2):155-165.
33. Li SH, Graham BM, Werner-Seidler A. Gender Differences in Adolescent Sleep Disturbance and Treatment Response to Smartphone App-Delivered Cognitive Behavioral Therapy for Insomnia: Exploratory Study. JMIR Form Res. 2021;5(3):e22498.
34. de Zambotti M, Goldstone A, Colrain IM, Baker FC. Insomnia disorder in adolescence: Diagnosis, impact, and treatment. Sleep Med Rev. 2018;39:12-24.
35. Ma ZR, Shi LJ, Deng MH. Efficacy of cognitive behavioral therapy in children and adolescents with insomnia: a systematic review and meta-analysis. Braz J Med Biol Res. 2018;51(6):e7070.

capítulo 12

Celular na hora de dormir: pode? Tecnologia a nosso favor e não para nos sabotar...

Benito Lourenço

Introdução

Em 1284, uma pacata cidade da atual Alemanha, Ameli, passou a sofrer com uma intensa infestação de ratos. Certo dia, chega à cidade um homem que reivindica ser um "caçador de ratos" dizendo ter a solução para o problema. Prometeram-lhe um bom pagamento em troca dos animais - uma moeda pela cabeça de cada um. O homem aceitou o acordo, pegou uma flauta e hipnotizou os ratos, afogando-os em um rio próximo. Apesar de obter sucesso, o povo da cidade não cumpriu a promessa feita e recusou-se a pagá-lo. O homem deixou a cidade, mas retornou algum tempo depois e, enquanto os habitantes estavam na igreja, tocou novamente sua flauta, atraindo desta vez as crianças de Ameli. Meninos e meninas seguiram-no para fora da cidade, onde foram enfeitiçados e trancados em uma caverna. Na cidade, só ficaram opulentos habitantes e um imenso manto de silêncio e tristeza...

Escolhi iniciar este capítulo com esse famoso conto pois, ao abordar o tema tecnologia e dispositivos eletrônicos e as repercussões do seu uso sobre a saúde de crianças e adolescentes, faz-se necessário destacar que não estamos diante de mais um "flautista de Ameli", que seduz nossas crianças e adolescentes inocentes e os conduzem para perigos desconhecidos; seus *smartphones* não estão roubando nossos jovens e os conduzindo à perdição. Instrumentos tecnológicos são neutros e não há dúvidas de que, quando bem utilizados, proporcionam a toda humanidade uma evolução significativa nas possibilidades de conhecimento, interação, entretenimento e trabalho. À medida que a sociedade conquista melhores condições de consumo e acesso à informação, a internet torna-se um fenômeno tecnológico que transforma as relações sociais, culturais, políticas, psicológicas e econômicas, como também estabelece novos comportamentos no campo do entretenimento, aproxima gerações e muda radicalmente o olhar sobre a realidade. O computador ou, mais atualmente, um dispositivo que caiba na mão (mas que proporcione a mesma plena experiência de navegação) é um dos bens de consumo mais desejados na pós-modernidade.

Nesse contexto, este texto se propõe para um alerta sobre alguns perigos e interferências do uso das tecnologias, em especial do uso noturno dos telefones celulares sobre o sono das crianças e dos adolescentes. Faz-se, inicialmente, uma breve revisão sobre as evidências de implicações do uso desses dispositivos no sono dos jovens, e encerra-se com algumas dicas práticas para profissionais e pais realizarem, de forma saudável, a educação sobre a gestão desses equipamentos e sua utilização pelas crianças e adolescentes.

Uso dos dispositivos à noite e as repercussões sobre o sono

Não há dúvidas de que os "ursinhos de pelúcia" agora encontraram o seu par: os telefones celulares. Por vezes, após o uso noturno, na hora de dormir, ainda assim o *smartphone* fica ao lado dos adolescentes ou até debaixo do travesseiro. Ao mesmo tempo, é difícil encontrar uma mãe ou um pai que não esteja preocupado com o uso excessivo desses aparelhos. Reclamações acerca do número de horas diárias que crianças e jovens têm passado diante das telas são constantes nos consultórios médicos. Os usuários de telefones celulares têm *smartphones* que permitem o acesso à internet e redes sociais, assistir a vídeos, conversar *online* e jogar. Todas essas atividades podem estar sendo realizadas à noite.

A perturbação circadiana configura-se em uma desordem do tempo biológico que acontece entre diferentes níveis organizacionais e varia desde a perturbação temporal dos ritmos moleculares até o desalinhamento dos ciclos comportamentais (p. ex., ciclos de sono-vigília) com mudanças ambientais. A interrupção circadiana pode resultar em mudanças de fase do sistema circadiano, deslocamento do sono em relação ao marcapasso circadiano central e/ou supressão da produção noturna de melatonina. O sono adequado é especialmente importante para crianças e adolescentes. Problemas no sono em adolescentes estão se tornando um importante problema de saúde em todo o mundo.[1]

Muitos fatores podem comprometer o sono, mas o papel do uso dos celulares ganhou grande atenção nos últimos anos. Revisões recentes indicam que uma em cada quatro crianças e jovens sofre de uso problemático de telefone celular, que está ligado à depressão, ansiedade e má qualidade do sono.[2,3]

O sono humano é altamente vulnerável a influências externas (luz do ambiente, p. ex.) e internas (estados afetivos). Nesse sentido, os mecanismos relacionados à má qualidade do sono e ao uso de celulares durante a noite são diversos: deslocamento do tempo (tempo gasto no uso substitui o tempo de dormir), exposição a conteúdo estimulante, uso excessivo e comportamento de adição ao telefone celular, hiperexcitação física e psicológica antes do indivíduo deitar-se, luz azul emitida pelas telas dos dispositivos e a transmissão dos sinais através de campos eletromagnéticos de radiofrequência.

Estudo realizado na Arábia Saudita com quase 2 mil jovens com cerca de 19 anos demonstrou tempo médio de uso do celular de 8,5 horas/dia, e tempo médio de uso na cama após o desligamento das luzes de 38 minutos. Apenas 19,7% dos sujeitos colocavam o seu dispositivo no "modo avião", enquanto 70% mantinham o celular próximo ao travesseiro enquanto dormiam. O trabalho concluiu que o acesso à tela do celular igual ou superior a 8 horas/dia, o uso do celular por pelo menos 30 minutos antes de dormir após o desligamento das luzes e a manutenção do aparelho próximo ao travesseiro estão positivamente associados à má qualidade do sono e à sonolência diurna desses jovens.[4]

Um estudo australiano com mais de 1.000 adolescentes de 11 a 17 anos investigou a existência de uma relação dose-resposta entre o uso de dispositivos eletrônicos na cama antes de dormir e os padrões de sono do adolescente. Houve relato de uso, na cama, algumas noites/semana de telefone celular por 46,8% dos adolescentes. O uso do celular teve associações dose-dependentes, que resultou em atraso no início, deslocamento e duração reduzida do sono, cuja gravidade variou de acordo com a exposição.[5]

Trabalho canadense mostrou que 64% dos pais de mais de 3.300 crianças da 5ª série reconheceram que seus filhos tinham acesso a mais de um dispositivo eletrônico de entretenimento e comunicação em seu quarto que estava associado à redução da duração do sono, excesso de peso corporal, má qualidade da dieta e baixa atividade física.[6] Descobertas semelhantes foram derivadas de pesquisas com alunos britânicos de 11 a 13 anos,[7] noruegueses de 16 a 19 anos[8] e estudantes belgas do ensino médio.[9]

Um extenso estudo transversal com mais de 95 mil estudantes japoneses revelou que cerca de 17% dos participantes usavam o celular depois que as luzes eram desligadas, comportamento associado a distúrbios do sono (curta duração, má qualidade subjetiva do sono, sonolência diurna excessiva e sintomas de insônia).[10] Esse número aparentemente "pequeno" de sujeitos que usavam celular na cama pode ser devido ao fato de que a população de estudo incluiu adolescentes mais jovens, desde os 11 a 12 anos, que, em tese, poderiam estar sob mais supervisão de seus pais em comparação com os mais velhos.

Os trabalhos, portanto, na literatura científica são inúmeros e confirmam a clara associação do uso do telefone celular durante a noite e duração reduzida do sono e atraso para início do sono.[11] Grande parte de nossa compreensão atual desses processos, no entanto, ainda é limitada por dados transversais, observacionais e autorrelatados. Um grande campo de investigação ainda está aberto.

Os relatos que ocorrem em adolescentes também se generalizam para crianças pré-adolescentes. Publicação recente com 84.915 sujeitos de 8 a 11 anos, 99.680 adolescentes de 12 a 14 anos e 67.600 entre 15 e 18 anos, na Austrália, evidenciou, para todas as faixas etárias, que o uso do celular à noite foi associado a menores chances de obter 8 horas de sono na maioria das noites.[12] Isso é preocupante porque crianças cada vez mais jovens têm ganhado o seu telefone celular.

Outra preocupação relacionada ao uso dos celulares à noite é o fato de ficarem próximos ou embaixo do travesseiro, o que também pode se associar a distúrbios do sono e sonolência diurna.[4] Esses efeitos podem ser causados pelo desejo contínuo de ver notificações e atualizações no dispositivo, pela perturbação decorrente das vibrações ao receber notificações e mensagens, pelo calor gerado pelo carregamento de telefones e pela exposição aos campos eletromagnéticos de radiofrequência do aparelho. Durante o sono, quando os telefones não estão em uso, eles ainda emitem essas ondas, embora em quantidade muito inferior. Além disso, os *smartphones* estão constantemente procurando sinais, atualizações de *software* e e-mails.[13-14] A exposição a essas ondas pode causar alterações durante o sono REM e NREM, embora o tema mereça ser ainda mais pesquisado.[15-16]

Luz azul

O ambiente do homem moderno difere radicalmente daquele vivenciado durante a evolução que determinou, por meio da adaptação genética, a aptidão para a sobrevivência. Uma das mudanças mais rápidas e radicais que começou no final do século XIX foi a substituição do ciclo natural de 24 horas de luz e escuro. Até o advento da iluminação artificial, o Sol era a principal fonte de iluminação e as pessoas passavam as noites em uma relativa escuridão. A modernidade, que garantiu fácil acesso aos lúmens (unidade de medida do fluxo luminoso) e iluminação disponível e ininterrupta, cobra um preço por aproveitar toda essa luz. O ritmo circadiano, as mudanças físicas, mentais e comportamentais que seguem nosso ciclo diário de 24 horas têm como principal gatilho a luz e sua ausência. A exposição à luz artificial durante a noite interfere na produção de melatonina, causando desregulação no ritmo biológico de sono-vigília. Dessa forma, a orientação sobre o ambiente escuro para um sono adequado é conhecida de longa data entre as recomendações básicas da higiene do sono.

A luz que atinge e entra no olho humano é dividida em luz visível, incluindo comprimentos de onda de 380 nm a 780 nm, e luz não visível, que inclui ultravioleta (luz UV) e infravermelho. O componente azul do espectro de luz entre 380 nm e 500 nm também é conhecimento como luz visível de alta energia (HEV). Esse componente, por sua vez, pode ser dividido em luz azul-violeta (380 nm a 440 nm), descritas como potencialmente prejudiciais à saúde do olho (danos fotóxicos), e luz azul-turquesa (440 nm a 500 nm), relacionada à produção de melatonina e ao ciclo sono-vigília (ritmo circadiano). Na luz do dia, a parte da luz azul é relativamente alta, ao passo que é significantemente reduzida no período da noite.

Nos últimos anos, impulsionadas por requisitos de iluminação mais brilhante e de menor energia, observam-se mudanças significativas nas fontes de luz para aplicações comerciais e domésticas, com um aumento no uso de lâmpadas fluorescentes compactas e diodos emissores de luz de alta intensidade (LEDs). Destaca-se também que os LEDs se tornaram onipresentes em *displays* retroiluminados dos *smartphones* e *tablets*. Esses dispositivos emitem uma alta proporção de luz de comprimento de onda curto (luz azul).[17] Isso é de especial interesse, pois essa luz de comprimento de onda curto influencia o marca-passo circadiano, que recebe informações ambientais da retina.[17]

O uso de dispositivos portáteis emissores de luz imediatamente antes de dormir tem efeitos biológicos que podem perpetuar a deficiência do sono e alterar o ritmo circadiano, os quais podem ter impactos adversos no desempenho, saúde e até mesmo na segurança das crianças e adolescentes.

Evidências recentes mostram que dispositivos emissores de luz de comprimento de onda curto são capazes de reduzir a sonolência subjetiva à noite e levar a níveis mais altos de sonolência pela manhã. Um estudo bastante interessante comparou os efeitos biológicos da leitura de um livro eletrônico em um dispositivo emissor de luz com a leitura de um livro impresso horas antes de dormir. Os participantes que leram o livro eletrônico levaram mais tempo para adormecer e reduziram a sonolência noturna, a secreção de melatonina reduzida, atrasaram o relógio circadiano comprometeram o estado de alerta na manhã seguinte comparados aos leitores do livro impresso.[18]

Além disso, alguns estudos descobriram que a exposição à luz azul aumenta o estado de alerta do cérebro e pode estimular as funções cognitivas, o que, por sua vez, pode levar aos distúrbios do sono.[19,20]

O uso de dispositivos eletrônicos emissores de luz antes de dormir, com base em diversos resultados de estudos experimentais em laboratório e em casa, em crianças e adultos, resulta na diminuição da síntese de melatonina e redução da duração do sono.[21,22] Interessantes resultados de pesquisas sugerem que a luz azul administrada até mesmo na proximidade imediata das pálpebras, mesmo enquanto os olhos estão fechados durante o sono noturno, é capaz de suprimir a síntese de melatonina e desorganizar e/ou alterar o padrão de sono/vigília.[23]

As crianças são altamente sensíveis à luz artificial noturna, mais do que os adultos, e talvez especialmente propensas a seus efeitos perturbadores; estudos de iluminação noturna bem controlados mostram que a resposta de supressão de melatonina é quase duas vezes maior em jovens do que em adultos de meia-idade.[22,24]

Entretanto, evidências emergentes indicam diferenças individuais importantes na sensibilidade à luz, de modo que a iluminação interna pode ter efeitos insignificantes na fotossensibilidade circadiana em um indivíduo, enquanto, em outro, podem ser extraordinariamente intensos. Os mecanismos biológicos para essas diferenças individuais na sensibilidade à luz incluem diferenças que ocorrem dentro da retina e no relógio circadiano central. São inúmeras as variáveis relacionadas às respostas dos efeitos da luz na regulação do sono-vigília e nos ritmos circadianos: idade, sexo, etnia, cronotipo, haplótipos genéticos e até o tamanho pupilar.[25]

Diante do incontestável efeito da luz azul noturna sobre a resultante final da qualidade de sono dos indivíduos, é bastante plausível o movimento de desenvolvimento de tecnologias para filtrar, atenuando-se total ou parcialmente a chegada desse espectro de luz aos olhos do usuário das telas eletrônicas. Além de óculos com lentes especiais, já é comum que fabricantes incluam em suas telas o filtro de luz azul, que tem o objetivo de reduzir os efeitos que essa iluminação padrão das telas têm no sono de seus usuários, trazendo uma coloração mais amarelada que o normal.

Em um experimento controlado e randomizado com 25 adolescentes "usuários frequentes" de tela (usavam dispositivos por 4 ou mais horas por dia) e 30 adolescentes usuários "não frequentes", que, impressionantemente, usavam apenas 1 hora por dia, avaliou-se o efeito da utilização de óculos com filtro de luz azul e abstinência de telas. No estudo, os usuários frequentes de tela foram avaliados com três intervenções noturnas de 1 semana cada: 1) durante o uso habitual da tela; 2) usando óculos bloqueadores de luz azul; 3) evitando completamente o uso da tela. Como era esperado, os usuários frequentes de tela demoraram mais para adormecer e também relataram mais distúrbios do sono durante a noite. Entretanto, depois de seis noites se abstendo do uso da tela ou usando óculos, seus padrões de sono começaram a se parecer muito mais com os dos usuários de tela não frequentes. Portanto, a desintoxicação da luz azul parecia funcionar.[26]

A literatura atual ainda aponta ausência de evidências de alta qualidade para apoiar o uso de óculos bloqueadores de luz azul para a população em geral para melhorar o desempenho visual ou a qualidade do sono, aliviar a fadiga ocular ou conservar a saúde macular. Dessa forma, até o momento, faltam evidências consistentes para uma introdução em larga escala de lentes na prática clínica de rotina.[27,28] Ainda que avancemos nesse conhecimento, a utilização noturna, na cama, de óculos, seria muito desafiadora.

Quanto aos aplicativos e sistemas desenvolvidos nos próprios aparelhos celulares, as evidências de funcionamento são mais fracas ainda. Estudo recente para investigação se o recurso *night shift* (modo noturno) do *iPhone* (Apple) reduz as emissões de luz azul e melhora o sono de mais 100 adultos universitários evidenciou que não houve diferenças significativas nos resultados do sono entre os grupos experimentais.[29]

Alguns estudos mostram resultados mais polêmicos ainda: filtro de luz azul prejudica mais o sono que a própria luz — esta foi a conclusão de um estudo experimental em ratos que mostrou que células cone sensitivas à cor são mais responsivas ao amarelo do que ao estímulo da melanopsina à luz azul no olho. Muito ainda deve ser pesquisado nesse tema. Portanto, nesse momento, não usar o celular à noite ainda é melhor do que adotar qualquer tipo de filtro.

Orientações práticas para conversas francas entre adolescentes, pais e profissionais de saúde sobre o uso de celulares à noite

Na perspectiva apresentada no início deste capítulo, de que a tecnologia e todos os novos dispositivos eletrônicos são estruturas *a priori* "neutras", que moldam seu significado conforme a maneira que os utilizamos. Nesse sentido, para crianças e adolescentes, o grande papel dos pais e educadores é o estímulo para conhecerem juntos esse imenso mar de possibilidades que tem se aberto. Na família, regras existem dentro e fora de casa; dessa forma, a tecnologia é apenas mais um componente a ser regrado. É importante dizer que nossas crianças e adolescentes são nativas digitais; sendo assim, proibir o uso nunca será uma boa alternativa. A negociação se faz muito importante, assim como a regulação da rotina.

Uma ideia central é a conscientização de toda a família; crianças e adolescentes são sensíveis à percepção de modelos: "*se eles não fazem, por que eu faria?*".

Embora os pais se preocupem, muitos trazem sentimento e percepções contraditórias e não sabem como mudar a situação. Como privar os filhos do uso de aparelhos digitais nos dias de hoje sem causar conflitos familiares de difícil solução? É preciso ser radical e proibir o uso? Em que momentos? Não estaríamos, assim, colaborando para que crianças e jovens deixassem de desenvolver habilidades fundamentais para a atualidade? É possível chegarmos a um meio-termo? Se por um lado os adultos intuem que passar o início da noite trancado no quarto diante de uma tela não pode ser saudável; por outro, os pais se sentem aliviados de terem umas horas tranquilas para dedicarem-se ao trabalho ou aos afazeres que se acumulam com frequência cada vez maior.

Mas a informação deve ser clara: uso e abuso do telefone celular antes de dormir é um hábito de sabotagem do sono: crianças e adolescentes que usam um dispositivo eletrônico dentro de 90 minutos antes de ir para a cama têm duas vezes mais chances de não dormir o suficiente e quase três vezes mais chances de sentir sono durante o dia seguinte. A simples presença do dispositivo no quarto, mesmo sem uso, aumenta o risco em mais de 70% das crianças dormirem insuficientemente, em mais de 50% para sono de má qualidade e mais de 120% de sonolência diurna.[3]

Outra dificuldade dos pais é separar o que é afirmado com base em evidências científicas e o que é fruto de boatos, crenças e julgamento moral; daí o papel fundamental do pediatra e do médico de adolescentes.

Cérebros que aceleram antes de dormir e mecanismos de relaxamento e indução de sono que são bloqueados com o uso dessa tecnologia podem manter essas crianças e adolescentes acordados por horas além do horário normal de dormir, com suas inúmeras consequências. Na hora de apagar as luzes e dormir, a última coisa que nosso cérebro precisa é de mais informação e estímulo.

Colocar o telefone ou *tablet* distante da cama antes de dormir é uma regra geral de higiene do sono. Mas, na realidade, abandonar esse hábito antes de dormir é uma grande e difícil tarefa. A orientação aos adolescentes pelos pais se reveste de mais dificuldade ainda.

O manejo de adolescentes que utilizam abusivamente as telas noturnas se inicia com a inclusão, na rotina familiar, de momentos de desconexão e interação familiar que sejam respeitados por todos os membros da família. Nesse sentido, deve-se evitar que crianças e adolescentes fiquem isolados nos seus quartos com seus dispositivos; estimulando-se, assim, o uso nos locais comuns da casa.

Alguns argumentos frequentemente ouvidos pelos pais podem ser desmitificados junto aos adolescentes:

- *"Não consigo acordar sem"*: o alarme que pode ser ouvido enquanto está aninhado em um travesseiro próximo também pode ser ouvido quase tão bem quando colocado um pouco mais longe em uma mesa de cabeceira ou cômoda. E a vantagem é que força o dorminhoco a sair da cama e levantar-se para desligá-lo em vez de apenas estender a mão para desligá-lo. Opções de outros dispositivos com alarmes também são amplamente disponíveis;
- *"Mais uma partida antes de dormir"*: ou apenas um último e-mail antes de fechar os olhos. Tudo é uma questão de limites. Defina um horário para parar de interagir com o telefone. A pessoa na cama é responsável pelo seu próprio descanso — não pelo *smartphone*. Isso pode favorecer uma sensação real de empoderamento, que pode ser um bom auxílio para dormir melhor;
- *"Não posso perder chamadas cruciais e importantes"*: manter o telefone a uma distância razoável da cama à noite e usar o modo "não perturbe" impedirá de ouvir as chamadas recebidas etc., exceto aquelas programadas nos dispositivos como emergenciais. Além disso, navegar em uma rede social antes de dormir e ver algo que o deixa chateado é um risco. Sem surpresa, o estresse e a ansiedade são frequentemente duas das principais razões para um sono inadequado. É melhor desligar o celular;
- *"Durmo com música"*: para os poucos que necessitam desses sons para ajudá-los a adormecer à noite (que pode ser ressignificado em qualquer pessoa), basta investir em fones de ouvido *bluetooth* confortáveis, os quais permitem que o celular seja colocado à distância enquanto toca as "canções de ninar" programadas;
- *"Eu diminuo brilho da tela"*: diminuir a intensidade do brilho da tela não altera em nada a emissão da luz azul que interfere na produção de melatonina. Mesmo aparelhos com a opção *night shift* (modo noturno), que tinge a tela de um tom mais amarelado, podem não ser suficientes para enganar o cérebro. Mas para as situações mais difíceis, ligar esses aplicativos é melhor do que nada. Barreiras físicas para luz azul (lentes e óculos, p. ex.) podem ser melhores para o bloqueio; entretanto, como eles ainda não estão amplamente disponíveis, a redução do tempo de tela é a alternativa mais acertada para proteger os adolescentes.

Ir para a cama e adormecer deve ser uma experiência tranquila, feliz e relaxante. Outra mensagem que deve ser clara: a luz azul do seu telefone é uma cor artificial que imite a luz do dia; isso pode ser ótimo durante o dia, pois pode fazer você se sentir mais alerta, mas é exatamente o oposto do que você precisa à noite, quando está relaxando e pronto para dormir.

Cabe também aos pais oferecer atividades ao ar livre que privilegiem exercícios físicos e contato com a natureza, que podem contrarregular o uso abusivo das telas.

Uma boa notícia: pode haver uma desintoxicação do efeito do excesso de telas sobre o sono. Intervenções que avaliaram o bloqueio efetivo da luz azul dos dispositivos eletrônicos ou que analisaram o impacto da abstinência das telas (por período tão curto como uma semana), restauraram os tempos e a qualidade do sono.[26] Embora ocorra essa "fácil reversão da perda de sono", é sabido que se abster inteiramente de uma tela por uma semana requer grande esforço.

Finalmente, o ponto fundamental na relação pais e filhos: exercer a autoridade e cumprir com as regras anteriormente acordadas. Isso é função dos pais! Serem assertivos é de grande ajuda, evidenciando a capacidade de defenderem seus direitos e expressarem sua opinião sem ofender seus filhos ou permitir que eles os ofendam. É possível conseguir as coisas por meio de uma negociação em que ambas as partes fiquem satisfeitas com os resultados.

Conclusão

Desde 2020, a Organização Mundial da Saúde (OMS) reconheceu formalmente o vício em tecnologia digital (dispositivos conectados) como um problema mundial, em que a atividade excessiva *online* e o uso da internet levam à incapacidade de gerenciar tempo, energia e atenção durante o dia e produzem padrões de sono alterados durante período noturno. A extensão em que o sono disfuncional é uma consequência de motivação alterada, humor, dieta e outras variáveis do estilo de vida pós-moderno ou resultado do excesso de exposição à luz azul ao olhar para telas de dispositivos digitais por longas horas do dia e da noite é uma das muitas questões ainda não resolvidas. Mas, certamente, o aparelho celular não será o único vilão da história...

Referências bibliográficas

1. Owens J. Adolescent Sleep Working Group, Committee on Adolescence. Insufficient sleep in adolescents and young adults: an update on causes and consequences. Pediatrics. 2014;134(3):e921-e932.
2. Sohn S, Rees P, Wildridge B, Kalk NJ, Carter B. Prevalence of problematic smartphone usage and associated mental health outcomes amongst children and young people: a systematic review, meta-analysis and GRADE of the evidence. BMC Psychiatry. 2019;19(1):356.
3. Carter B, Rees P, Hale L, Bhattacharjee D, Paradkar MS. Association between portable screen-based media device access or use and sleep outcomes: a systematic review and meta-analysis. JAMA Pediatr. 2016;170(12):1202-1208.
4. Rafique N, Al-Asoom LI, Alsunni AA, Saudagar FN, Almulhim L, Alkaltham G. Effects of Mobile Use on Subjective Sleep Quality. Nat Sci Sleep. 2020;12:357-364.
5. Gamble AL, D'Rozario AL, Bartlett DJ, Williams S, Bin YS, Grunstein RR, Marshall NS. Adolescent sleep patterns and night-time technology use: Results of the Australian Broadcasting Corporation's Big Sleep Survey. PLoS One. 2014;9(11):e111700.

6. Chahal H, Fung C, Kuhle S, Veugelers PJ. Availability and night-time use of electronic entertainment and communication devices are associated with short sleep duration and obesity among Canadian children. Pediatr Obes. 2013;8(1):42-51.

7. Arora T, Broglia E, Thomas GN, Taheri S. Associations between specific technologies and adolescent sleep quantity, sleep quality, and parasomnias. Sleep Med. 2014;15(2):240-247.

8. Hysing M, Pallesen S, Stormark KM, Jakobsen R, Lundervold AJ, Sivertsen B. Sleep and use of electronic devices in adolescence: results from a large population-based study. BMJ Open. 2015;5(1):e006748.

9. Van den Bulck J. Television viewing, computer game playing, and Internet use and self-reported time to bed and time out of bed in secondary-school children. Sleep. 2004;27(1):101-104.

10. Munezawa T, Kaneita Y, Osaki Y, Kanda H, Minowa M, Suzuki K, et al. The association between use of mobile phones after lights out and sleep disturbances among Japanese adolescents: a nationwide cross-sectional survey. Sleep. 2011;34(8):1013-1020.

11. Hale L, Guan S. Screen time and sleep among school-aged children and adolescents: a systematic literature review. Sleep Med Rev. 2015;21:50-58.

12. Correa VS, Centofanti S, Dorrian J, Wicking A, Wicking P, Lushington K. The effect of mobile phone use at night on the sleep of pre-adolescent (8-11 year), early adolescent (12-14 year) and late adolescent (15-18 year) children: A study of 252,195 Australian children. Sleep Health. 2022;8(3):277-282.

13. Bosquillon de Jenlis A, Del Vecchio F, Delanaud S, Bach V, Pelletier A. Effects of co-exposure to 900 MHz radiofrequency electromagnetic fields and high-level noise on sleep, weight, and food intake parameters in juvenile rats. Environ Pollut. 2020;256:113461.

14. Ferreri F, Curcio G, Pasqualetti P, De Gennaro L, Fini R, Rossini PM. Mobile phone emissions and human brain excitability. Ann Neurol. 2006;60(2):188-196.

15. Loughran SP, Wood A, Barton JM, Croft RJ, Thompson B, Stough C. The effect of electromagnetic fields emitted by mobile phones on human sleep. Neuroreport. 2005;16(17):1973-1976.

16. Borbely AA, Huber R, Graf T, Fuchs B, Gallmann E, Achermann P. Pulsed high-frequency electromagnetic field affects human sleep and sleep electroencephalogram. Neurosci Lett. 1999;275(3):207-210.

17. Schmid SR, Höhn C, Bothe K, Plamberger CP, Angerer M, Pletzer B. How smart is it to go to bed with the phone? the impact of short-wavelength light and affective states on sleep and circadian rhythms. Clocks Sleep. 2021;3(4):558-580.

18. Chang AM, Aeschbach D, Duffy JF, Czeisler CA. Evening use of light-emitting eReaders negatively affects sleep, circadian timing, and next-morning alertness. Proc Natl Acad Sci U S A. 2015;112(4):1232-1237.

19. Lockley SW, Gooley JJ. Circadian photoreception: spotlight on the brain. Curr Biol 2006;16(18):R795-R797.

20. Daneault V, Hébert M, Albouy G, Doyon J, Dumont M, Carrier J. Aging reduces the stimulating effect of blue light on cognitive brain functions. Sleep 2014;37:85-90.

21. Burgess HJ, Molina TA. Home lighting before usual bedtime impacts circadian timing: A field study. Photochem Photobiol 2014;90:723-726.

22. Higuchi S, Nagafuchi Y, Lee SI, Harada T. Influence of light at night on melatonin suppression in children. J Clin Endocrinol Metab 2014. 99:3298-3303.

23. Figueiro MG, Plitnick B, Rea MS. Pulsing blue light through closed eyelids: Effects on acute melatonin suppression and phase shifting of dimlight melatonin onset. Nat Sci Sleep 2014;6:149-156.

24. Turner PL, Minister MA. Circadian photoreception: Ageing and the eye's important role in systemic health. Br J Ophthalmic 2008;92:1439-1444.

25. Chalupa SL. Individual differences in light sensitivity affect sleep and circadian rhythms. Sele 2021;44(2):zsaa214.

26. van der Meijden WP, Stenvers DJ, van Kerkhof L , van Kerkhof L, van Nierop L, van Steeg H. Restoring the sleep disruption by blue light emitting screen use in adolescents: a randomized controlled trial. BES 2019. Endocrin Abstracts. 63:P652.

27. Lawrenson JG, Hull CC, Downy LE. The effect of blue-light blocking spectacle lenses on visual performance, macular health and the sleep-wake cycle: a systematic review of the literature. Ophthalmic Physio 2017;37(6):644-654.
28. Vagge A, Ferro Desideri L, Del Noce C, Di Mola I, Sindaco D, Traverso CE. Blue light filtering ophthalmic lenses: A systematic review. Semin Ophthalmol. 2021;36(7):541-548.
29. Damacio KM, Zaugg KK, Blackburn RC, Jensen CD. Does iPhone night shift mitigate negative effects of smartphone use on sleep outcomes in emerging adults? Sele Health 2021;7(4):478-484.
30. Mouland JW, Martial F, Watson A, Lucas RJ, Brown TM. Cones Support Alignment to an Inconsistent World by Suppressing Mouse Circadian Responses to the Blue Colors Associated with Twilight. Curr Biol. 2019;29(24):4260-4267.e4.

capítulo 13

Conclusões e perspectivas finais

Maria Cecilia Lopes

A adolescência foi descrita neste livro como um período de transformação que influencia o desenvolvimento do jovem, o qual enfrentará as etapas da vida adulta ao longo das próximas décadas. Optou-se por finalizar a obra com este capítulo, discutindo-se os pontos mais importantes de cada parte delineada.

O primeiro capítulo ofereceu uma análise da adolescência e seus comportamentos de risco, sendo um período que exige adaptação e se caracteriza por transitoriedade de vir, ir e ser por meio de processos de amadurecimento.[1] O adolescente, para Winnicott,[2] "luta para sentir-se real, luta para estabelecer uma identidade pessoal, luta para viver o que deve ser vivido sem ter de conformar-se a um papel preestabelecido". Em razão de a adolescência ser um espaço da vida onde temos reflexões, experiências e vivências, tornam-se fundamentais o empoderamento cognitivo e o empoderamento emocional nesse período, particularmente no universo feminino. O papel da sociedade é refletir sobre o lugar das adolescentes no imaginário social desde a infância por busca de equidade de gênero e enfrentamento das violências e vulnerabilidade que acometem essa faixa etária.[3] De acordo com Carl Gustav Jung (1875-1961),[4] por intermédio dos nossos pacientes podemos ter um confronto psíquico com desencadeamento inesgotável de imagens, onde aprendemos muito, não somente sobre dados científicos, mas também com relativa compreensão sobre o nosso próprio ser. Falar com adolescentes nos remete a nossa própria adolescência.

O Capítulo 2, que aborda o sono e sua origem, ofereceu uma visão de que o tempo é determinante de sintomas, sendo fundamental o reconhecimento dos fatores emocionais nos adolescentes. Geralmente, transtornos de ritmo circadiano são oriundos de rotinas inadequadas que o adolescente repete, por vezes, de acordo com o padrão familiar. Winnicott, em seu livro *A família e o desenvolvimento individual*,[2] afirma que o crescimento emocional infantojuvenil passa pela estrutura familiar derivando de tendências para organização presentes em cada indivíduo.

No capítulo *Sono: uma jornada fantástica ao longo das noites*, foi apresentado um detalhamento sobre aspectos neurofisiológicos do sono, com núcleos promotores de sono e da vigília. Discutiu-se o período pré-adolescência, quando ocorrem os sintomas que antecedem a tempestade perfeita. Pode-se nomear esse período como pré-tempestade, no qual há exigência de atenção por parte da família e de que os sintomas sejam tratados com intervenção precoce para evitarmos a síndrome do sono insuficiente.

Os capítulos que detalham despertares, comportamentos atípicos, dados científicos sobre o pensamento antes do sono e também sono e cognição demostraram os efeitos da privação do sono em crianças e adolescentes. O sono insuficiente impacta a atividade cognitiva diurna e causa excessiva sonolência, que pode se manifestar em numerosas formas clínicas nos adolescentes, como falta de engajamento, hiperatividade e problemas comportamentais. Dormir no momento inadequado com cochilos inapropriados pode aumentar sintomas comportamentais. Estudos de neuroimagem demonstram que a privação de sono crônica pode seletivamente alterar: o córtex pré-frontal, que é a região responsável por funções executivas (tomadas de decisão, manejo do tempo, organização, atenção seletiva, julgamento, motivação, regulação do comportamento e ações premeditadas); a amígdala, que regula a expressão emocional; e corpo estriado que corresponde aos comportamentos relacionados à recompensa. Existem mudanças estruturais e funcionais importantes no córtex pré-frontal e corpo estriado durante a adolescência indicando que o risco para efeitos colaterais após privação de sono crônica é maior nessa faixa etária.[5]

A pandemia provocou aumento dos transtornos do sono, particularmente em indivíduos vulneráveis. No entanto, a privação de sono tem acompanhado o desenvolvimento da sociedade moderna em todas as idades. Depois da revolução industrial e do desenvolvimento tecnológico, houve importantes mudanças comportamentais entre atividades no trabalho e em casa, com modificações do perfil familiar de sono associadas à dificuldade de iniciar o sono e à redução do tempo total de sono. Independentemente do período pandêmico, por causa do fenômeno de industrialização na nossa sociedade, o trabalho de turno tornou-se necessário em várias ocupações, interferindo no sono dos adolescentes saudáveis, bem como no sono daqueles que apresentam transtornos de neurodesenvolvimento. A evolução da sociedade também resultou em significativas alterações na atividade noturna, independentemente da atividade profissional. O tempo noturno acordado é uma parte proeminente da nossa vida social, mesmo que virtual nos dias de hoje, e leva aos comportamentos de procrastinação do horário de dormir e a "vingança do sono" com uma insônia inicial, afetando o momento de início do sono. O horário de ir para a cama tem ficado cada vez mais tarde para vários indivíduos, e isso pode também explicar as queixas de sono insuficiente, além de poder resultar em graves alterações de ritmos cronobiológicos, influenciando a rotina dos adolescentes e de seus responsáveis. As fobias específicas são definidas pela presença de medo excessivo e persistente relacionada a um determinado objeto ou uma situação, que não seja de exposição pública ou pelo medo de ter um ataque de pânico. Diante do estímulo fóbico, a criança ou o adolescente podem ser levados a procurar proteção, e apresentar reações de choro, desespero, imobilidade, agitação psicomotora ou até mesmo ter um ataque de pânico.[6] Os medos mais comuns são de pequenos animais, injeção, escuridão, altura e ruídos intensos. Da mesma forma que se observa em adultos, o diagnóstico de fobia social em adolescentes é caracterizado pelo medo persistente e intenso de situações em que a pessoa julga estar exposta à avaliação de outros, ou se comportar de maneira humilhante ou vergonhosa.[7] Em jovens, a ansiedade pode ser expressa por choro, "acessos de raiva" ou afastamento de situações sociais nas quais haja pessoas não familiares. A depressão é uma comorbidade frequente em crianças e adolescentes com fobia social.[8] A depressão, a ansiedade e as fobias sociais são exacerbadas por queixas de sono, sendo os adolescentes expostos a maior risco para saúde mental.

Discutimos a necessidade imperativa de estudar o sono dos adolescentes para gerarmos proteção à saúde mental deles, sendo imprescindível promover e aprimorar estudos colaborativos sobre o sono na adolescência e o uso de ferramentas que cumpram todas as propriedades psicométricas necessárias.[9] A aplicação de questionários para avaliação objetiva do sono pode ser responsável pela melhora na qualidade do sono daqueles indivíduos analisados, podendo melhorar o desempenho cognitivo dos nossos adolescentes. Os achados em pesquisas anteriores sugerem que os adolescentes são adversamente impactados pela privação do sono, e que um cronotipo noturno característico da vespertinidade pode servir como um marcador útil da vulnerabilidade emocional.[10] Estratégias de intervenção e prevenção precoces podem se concentrar na melhoria do sono e no uso de princípios de cronoterapia para reduzir os efeitos desadaptativos de vespertinidade mal-conduzida na adolescência.

A privação e o débito de sono estão ligados à sonolência e aos lapsos de consciência, sendo responsáveis por uma grande parte dos fracos desempenhos acadêmicos nos adolescentes. Alguns efeitos da privação de sono são causados pela fadiga, que também é atribuída a uma combinação potente entre a sonolência e as tarefas monótonas.[5] O uso de telas predispõe nossos adolescentes a síndromes musculoesqueléticas. Esse dado foi analisado em um estudo brasileiro transversal, que abordou em torno de 300 adolescentes, dentre os quais a alta prevalência de dor musculoesquelética e as síndromes de dor musculoesquelética foram observadas em adolescentes, principalmente no sexo feminino na idade média de 15 anos, que faziam uso abusivo de pelo menos dois dispositivos eletrônicos. O uso de celular foi associado à dor musculoesquelética em ambos os gêneros, e os pontos mais frequentes dessas queixas foram costas, pescoço e ombros. O uso reduzido de jogos eletrônicos foi associado à melhora das síndromes de dor musculoesquelética.[11]

Finalmente, estudos neurofisiológicos apontam que há dois períodos de tempo no desenvolvimento humano, nos quais existem drásticas alterações cerebrais: o primeiro seria do nascimento até os 6 anos de idade; o segundo, na adolescência.[12] Estudos adicionais são necessários para investigar quais fatores contribuem para essa variabilidade no desenvolvimento em adolescentes saudáveis e se as condições médicas ou psiquiátricas afetam as alterações no eletroencefalograma (EEG) do sono ao longo da adolescência. Sendo o sono e seu padrão eletroencefalográfico considerados uma janela mais clara por meio da qual se pode ver o desenvolvimento do sistema nervoso central (SNC), o EEG do sono pode fornecer evidências de que as alterações corticais persistem até o final da adolescência.[13] Além disso, a avaliação longitudinal das mudanças na potência do EEG, especialmente a potência da frequência delta, fornece um correlato funcional não invasivo e facilmente mensurável do processo de "poda" (redução) sináptica do desenvolvimento no cérebro adolescente. Idealmente, as medidas de EEG e a ressonância nuclear magnética do sono podem ser realizadas nos mesmos indivíduos. Comparando com os dados de EEG, Tarokh et al.[13] demonstraram que o processo de desenvolvimento se estende desde as regiões anteriores até o córtex occipital, em idades em que os adolescentes têm a aparência física externa de terem alcançado a idade adulta, porém ainda estão em desenvolvimento maturacional do SNC.

Nosso objetivo principal neste livro foi salientar que, na presença de quadros comportamentais, o sono pode ser considerado como o sensor da saúde mental dos nossos jovens. No contraditório metaverso do universo adolescente, há intensidade, impulsos, desejos, brilho e emoções afloradas, assim como também existe muito trabalho de pesquisa e aprimoramento para nós, estudiosos da adolescência. Continuaremos juntos na busca por um futuro mais amoroso, justo e diverso.

Referências bibliográficas

1. Seron C, Milani RG. Psicologia: teoria e prática. 2011;13(1):154-164.
2. Winnicott DW. A família e o desenvolvimento individual. 2a ed. São Paulo: Martins Fontes, 2001.
3. dos Santos BR, Mora GG, Debique FA (coords.). [Coautoria de texto: Daniella Rocha Magalhães.] Empoderamento de meninas: Como iniciativas brasileiras estão ajudando a garantir a igualdade de gênero. Caderno de Boas Práticas. Brasília: INDICA, 2016. Disponível em: https://www.unicef.org/brazil/Empoderamento_de_meninas_caderno_de_boas_praticas.pdf
4. Jung CJ (1875-1961). Memórias, sonhos, reflexões. Organização e edição Aniela Jaffé. Tradução Dora Ferreira da Silva. Apresentação Sérgio Britto. 35th ed. Rio de Janeiro: Nova Fronteira, 2021.
5. Mindel JA, Owens JA. Clinical Guide to Pediatric Sleep: Diagnosis and Management of Sleep Problems. 3rd ed. Philadelphia: Wolter Kluwer; 2015.
6. Pollack MH, Otto MW, Sabatino S, Majcher D, Worthington JJ, McArdle E et al. Relationship of childhood anxiety to adult panic disorder: correlates and influence on course. Am J Psychiatry 1996;153:376-381.
7. Bernstein GA, Shaw K. Practice parameters for the assessment and treatment of children and adolescents with anxiety disorders. J Am Acad Child Adolesc Psychiatry. 1997;36(10 Suppl):69S-84S.
8. Strauss CC, Last CG. Social and simple phobias in children. J Anxiety Disord. 1993;1:141-152.
9. Spruyt K, Gozal D. Pediatric sleep questionnaires as diagnostic or epidemiological tools: a review of currently available instruments. Sleep Med Rev. 2011;15(1):19-32.
10. Dagys N, McGlinchey EL, Talbot LS, Kaplan KA, Dahl RE, Harvey AG. Double trouble? The effects of sleep deprivation and chronotype on adolescent affect. J Child Psychol Psychiatry. 2012;53(6):660-667.
11. Queiroz LB, Lourenço B, Silva LEV, Lourenço DMR, Silva CA. Musculoskeletal pain and musculoskeletal syndromes in adolescents are related to electronic devices. J Pediatr (Rio J). 2018;94(6):673-679.
12. Stiles J, Jernigan TL. The basics of brain development. Neuropsychol Rev. 2010;20(4):327-348.
13. Tarokh L, Van Reen E, LeBourgeois M, Seifer R, Carskadon MA. Sleep EEG provides evidence that cortical changes persist into late adolescence. Sleep. 2011;34(10):1385-1393.

Índice Remissivo

A

Ácido gama-aminobutírico (GABA), 10
Actigrafia, 31
Adaptação para aulas online, 70
Adolescência, 1, 15
   comportamento(s)
      de riscos na, 2
      do sono nos, 20
   e nossa existência, 7
   e seus medos, 2
   interação do sono e processos afetivos na, 4
   regras de higiene do sono para, 98
   sono, 3, 45
      saudável, 16
   tempo total de sono do, 47
   transtornos do sono no, 38, 63
Alterações do sono em pacientes com epilepsia, 52
Anamnese, 94
Ansiedade, 63
Apneia obstrutiva do sono, 63
Avaliação
   neuropsicológica para adolescentes com transtorno de ansiedade e transtorno afetivo, 94
   polissonográfica dos despertares, 29

C

Celular, 107

Ciclo(s)

Ciclo(s)
   de sono do recém-nascido, 16
   sono-vigília, 18
   ultradianos, 16
Cognição, sono e, 60
Comportamento(s), 10
   atípicos durante o sono, 37
   de riscos na adolescência, 2
   do sono nos adolescentes, 20
   sexual anormal relacionado ao sono, 41
Consequências do sono insuficiente, 48
Controle de estímulos, 28
Coronasomnia, 69
Covid-19, 69, 70, 93

D

Déficits sensoriais, 86
Depressão, 4, 91
Despertar(es)
   confusional, 41
   noturnos, 25, 28
      e padrão alternante cíclico do sono NREM, 30
Distúrbio(s)
   de insônia, 26
   do sono entre pacientes com epilepsia, 53
Doenças neuromusculares, 85
Duração do sono, 71

E

Encefalopatia crônica não evolutiva, 84
Epilepsia
    autolimitada da infância com pontas
        centrotemporais, 54
    hipermotora relacionada ao sono, 54
    mioclônica juvenil, 55
    morte súbita inesperada em, 55
    sono e, 51
Escala(s)
    de avaliação do sono, 94
    de Distúrbios do Sono para Crianças e
        Adolescentes, 98
    Wechsler de Inteligência
        para Adultos (WAIS III), 94
        para Crianças (WISC-IV), 94
Escalas de inteligência, 95
Estágio(s)
    de sono, 16
        ao longo da vida, 9
    de vigília, 29
    REM, 29
Estudos longitudinais, 72
Existência, 10

F

Fármacos anticrises, 52
    efeito sobre a arquitetura do sono, 53
Fase
    adulta, 8
    pré-escolar, 8
    pré-tempestade, 8
Fechamento das escolas, 70
Fenótipos circadianos, 64
Funções executivas, 95

H

Habilidades parentais, 86
Hebiatria, 1
Higiene do sono, 27, 33
Hiperdespertabilidade, 31

Hipotálamo, 18
Hipóteses sobre sono e cognição, 61
Hormônio
    adrenocorticotrófico, 16
    do crescimento, 16
    liberador da corticotrofina, 16

I

Índice de fragmentação do sono, 28
Insônia, 26, 71
    aguda, 26
    crônica, 26
    de manutenção, 26
    inicial, 26
    primária, 27
    sintomática, 26
    tratamento da, 27
Instabilidade do ritmo circadiano, 92
Interação do sono e processos afetivos na
adolescência, 4
Interferência no aprendizado, 64

L

Luz azul, 110

M

Marca-passo biológico, 4
Mecanismos da jornada do sono, 17
Medicamentos para dormir, 28
Medidas de higiene do sono, 72
Melatonina, 16, 19
Mindfulness, 27
Morte súbita inesperada em epilepsia, 55
Mudanças nas rotinas diárias dos
adolescentes durante a pandemia da
Covid-19, 70

N

Narcolepsia, 31
NSQ hipotalâmico, 18
Núcleo supraquiasmático, 17, 64

O

Ontogênese do sono, 11
Origem
  da vida, 8
  do sono, 7, 8

P

Padrão alternante cíclico do sono NREM, 30
Pandemia da Covid-19, 69, 93
Paralisia do sono, 31
Parassonias, 38
  do sono NREM, 39
  do sono REM, 42
Perturbação circadiana, 108
Pesadelos, 42
Privação do sono nos adolescentes, 60
Processos afetivos, 4

Q

Qualidade e duração do sono, 71
Questionários de preferência de fase de sono, 31

R

Regras de higiene do sono para adolescentes, 98
Restrição do sono, 28
Riscos da jornada fantástica do sono, 22

S

Sexualidade, 2
  vs. vulnerabilidades dos adolescentes, 2
Síndrome
  da hiperatividade, impulsividade e desatenção, 80
  de Angelman, 83
  de Down, 82
  de malformação do SNC, 84
  de Prader-Willi, 83
  de Rett, 82
  de Williams, 85
  epilépticas da adolescência com crises durante o sono ou na transição sono-vigília, 54
  Smith Magenis, 85
Sistema(s)
  aminérgico, colinérgico e histaminérgico, 18
  temporizador circadiano central, 45
Sonambulismo, 38, 40
Sonhos, 12
Sonilóquio ou "falar dormindo", 42
Sono
  desenvolvimento e transtornos psiquiátricos, 78
  dos adolescentes, 3, 45
  e cognição, 60
    hipóteses sobre, 61
  e comportamento, 22
  e epilepsia, 51
  e transtorno do neurodesenvolvimento, 77
  insuficiente, 48, 61
    consequências do, 48
  na era da pandemia da Covid-19, 69
  não REM, 17
  no déficit de atenção com hiperatividade, 80
  NREM, 8, 38
  REM, 8, 18, 38
  saudável dos adolescentes, 16
Sonolência, 31
  e despertares noturnos, 31
  excessiva diurna, 71

T

Take home notes, 5
Técnicas
  cognitivas, 28
  de relaxamento, 27
Tecnologia, 107
Tempo, 10
  cronológico, 10
  de sono, 48

de tela, 71
influencia o sono, 10
total de sono do adolescente, 47
Terapia cognitiva-comportamental, 96
Terror noturno, 41
Teses sobre sonhos, 12
Teste Wiscosin de Classificação de Cartas
(WCST), 94
Transtorno(s)
afetivo, 91
bipolar, 91
de ansiedade, 92
de insônia, 96
do déficit de atenção com hiperatividade
(TDAH), 80
do espectro autista, 79
do neurodesenvolvimento, 77
do pesadelo, 42
do sono no adolescente, 38, 63
psiquiátricos, 78
Tratamento da insônia, 27

U

Uso
de celulares à noite, 112
de tela, 10
dos dispositivos à noite, 108

V

Vulnerabilidades, 2